歯科治療超入門

●編著

古地　美佳

柵木　寿男

天川由美子

亀山　敦史

一般財団法人 口腔保健協会

はじめに

　今回，若手の歯科医師が高頻度治療を実施するにあたり，誰もが直面するであろう問題を専門の先生方に簡潔に説明していただく書籍を企画しました.

　若手の歯科医師は，一生懸命勉強し，準備を重ねて診療に臨んでいるにもかかわらず，教科書を読んでも分からないこと，診療中に考え込んでしまうことがたくさんあるはずです. 例えば修復方法の種類や利点欠点を列挙することはできるけれど，目の前の症例に対する修復方法を選択するとなるとどうしたら良いか分からない，感染根管治療を開始したものの，以前の治療による充塡材が除去できなくて進まないといったことに悩んでいるのではないでしょうか. もちろん自分自身で考えて調べ，実際に治療して，それを振り返りながら解決していくことが大切なことは言うまでもありません. しかし臨床では限られた時間の中で目的に合致した解を探さなければならないために苦労していると思います.

　そこで本書は，臨床経験が豊富かつ指導の実績のある先生方にお願いして，高頻度治療を進めるうえで悩みそうな問題に対してQ＆A方式でまとめていただきました. 臨床でのポイントに加えてその根拠となる基礎的知識や研究も紹介していただくことで，深い学習にも役立つよう配慮しました. 本書の使い方としては，まず全体を一読し，臨床を進めながら関連項目を再度確認することをお勧めします.

　研修歯科医や若手歯科医師の指導にあたられている先生方におかれましては，彼らが同じような所で立ち止まってしまうという現状を目の当たりにしていることと思います. また高頻度治療といっても包含する範囲はとても広く，そのすべてにおいて歯科医学に基づいた指導をすることは容易ではありません. 本書は指導にかかる負担の軽減も提供できると期待しています.

　最後に，お忙しい中執筆を引き受けて下さった執筆者の先生方に感謝申し上げます.

2021年1月

編著　古地　美佳

柵木　寿男

天川由美子

亀山　敦史

歯科治療 超入門
CONTENTS

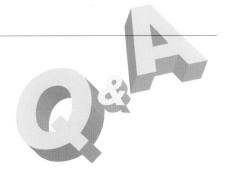

医療面接

検査と診断

Q01 痛みや歯肉の腫れ・動揺の原因がわかりません. ……………………… 2
　　　●古地美佳，竹内義真

Q02 歯が痛いといっていますが齲蝕が見当たりません. ……………………… 4
　　　●亀山敦史

Q03 既製トレーを試適したら痛いといわれて先に進めません. …………………… 8
　　　●柵木寿男

Q04 嘔吐反射のある患者の概形印象が取れません. ……………………… 10
　　　●柵木寿男

Q05 プロービング検査時に深い歯周ポケットを見つけることができません. ……… 12
　　　●関　啓介

治療計画立案

歯周

Q06 プロービング値が大きいのですが歯周外科手術の適応でしょうか. …………… 14
　　　●関　啓介

Q07 歯周外科手術の適応でなく深いポケットのある歯には
　　　何をしたら良いでしょうか. ……………………… 16
　　　●関　啓介

保存修復

Q08 修復物周囲の透過像が亢進していると思うのですが，齲蝕でしょうか. ……… 18
　　　●亀山敦史，内川竜太朗

Q09 この臼歯の齲蝕は直接修復（コンポジットレジン修復）と
　　　間接修復（インレー修復）のどちらが良いですか. ……………………… 20
　　　●天川由美子

Q10 歯肉縁下に達する根面齲蝕を認めます.
　　　治療計画はどのようにすれば良いですか. ……………………… 23
　　　●柵木寿男

歯内療法

Q11 デンタルエックス線写真で根尖部の透過像を認めますが，
根管治療が必要でしょうか. ……………………………………………… 26
　　阿部　修

Q12 エックス線写真上で根尖周囲に透過像を認めるのですが，
根管治療は必要ですか. ……………………………………………… 28
　　澤田則宏

Q13 患者が痛がっている歯を歯髄炎と診断しました.
今日抜髄しなければいけないのでしょうか. ……………………… 30
　　和達礼子

Q14 歯内治療を始める予定ですが，この歯の予後はどうでしょうか. ……………… 32
　　澤田則宏

クラウンブリッジ

Q15 支台築造法はどれを選択すれば良いでしょうか. ……………………… 34
　　坪田有史

Q16 患者は歯冠色のクラウンを希望しています.
陶材焼付冠とオールセラミックスクラウンのどちらが良いでしょうか. ……… 37
　　中村昇司

有床義歯

Q17 即時義歯と抜歯後に義歯の新製に着手するのではどちらがいいですか. ……… 40
　　羽鳥弘毅

口腔外科

Q18 今度抜歯することになったのですが，
この歯の抜歯は難しいでしょうか. ……………………………………… 42
　　澁井武夫

治療中

保存修復

Q19 生活歯の齲蝕を除去したら露髄はしなかったものの，非常に深かったです.
修復はどのようにすれば良いでしょうか. ……………………………… 44
　　桃井保子

Q20 インレーやアンレーの窩洞形態をどのようにしたら良いかわかりません. ……46
　　天川由美子

Q21 インレー窩洞の仮封とその除去がうまくできません. ……………………… 49
　　⚪清水雄一郎，天川由美子

Q22 検知液を使いながら齲蝕を除去していますがなかなか終わりません. ………… 52
　　⚪前野雅彦

歯内療法

Q23 齲蝕により抜髄を始めました.
今日どこまでやらなければいけないでしょうか.
（複根管，彎曲根管などで時間のかかる抜髄への対応）…………………… 55
　　⚪和達礼子

Q24 齲蝕が深く，IPC の適応と判断しました.
齲蝕の除去はどこまでやれば良いですか. ………………………… 58
　　⚪桃井保子

Q25 抜髄の際に髄室に穿通し出血しましたが，根管口がわかりません. ………… 60
　　⚪紙本　篤

Q26 根管長を EMR で測定していますが，反応が不安定です.
どうしたら良いですか. ……………………………………… 62
　　⚪紙本　篤

Q27 歯冠が崩壊しておりラバーダム装着できません. ……………………… 64
　　⚪天川由美子

Q28 ガッタパーチャポイントの除去ができません. ……………………… 66
　　⚪阿部　修

Q29 根管拡大をしているとすぐに目詰まりしてなかなか進みません. ………… 69
　　⚪阿部　修

Q30 歯内治療中ですが，排膿が続いています．保存できるのでしょうか. ……… 72
　　⚪澤田則宏

クラウンブリッジ

Q31 クラウンの除去に時間がかかりすぎます. …………………………… 74
　　⚪山瀬　勝

Q32 プロビジョナルレストレーションを製作していますが，
何度ウォッシュしても辺縁の適合が不良です. ……………………… 76
　　⚪山瀬　勝

Q33 プロビジョナルレストレーションが器具を使っても撤去できません. ……… 78
　　⚪亀山敦史

Q34 支台築造でのポスト孔形成はどうすれば良いでしょうか. ………………… 80
　　⚪坪田有史

Q35 クラウンの咬合調整をしたいのですが，うまく入らず進めません． ················ 83
　　　　◉山瀬　勝

有床義歯

Q36 義歯の試適では何をどこまで確認すれば良いですか． ····························· 86
　　　　◉羽鳥弘毅

Q37 義歯適合試験材を使ったものの，どう読み取るかわかりません． ················ 88
　　　　◉羽鳥弘毅

Q38 義歯が緩いといわれました．リラインすれば良いですか． ····················· 90
　　　　◉西山雄一郎

Q39 義歯が破折してきました．修理方法が分かりません． ························· 93
　　　　◉西山雄一郎

口腔外科

Q40 急性炎症で痛がっている患者さんに抗菌薬を投与しました．
　　　　いつ楽になりますか． ·· 96
　　　　◉澁井武夫

Q41 残根の抜歯で挺子（ヘーベル）を挿入できる場所がありません． ·············· 98
　　　　◉澁井武夫

Q42 抜歯後の消毒をしました．この状態は正常ですか． ························· 100
　　　　◉澁井武夫

執筆者一覧 ··· 103

医療面接　　　2〜13ページ

治療計画立案　14〜43ページ

治療中　　　　44〜101ページ

01　痛みや歯肉の腫れ・動揺の原因がわかりません.

①炎症の程度（急性／慢性），②部位（右／左，上／下，歯髄／歯根膜／根尖部歯周組織／辺縁部歯周組織／粘膜／その他），③原因（細菌感染／物理的刺激／その他）を述べることを目標として医療面接を進めましょう.

❶ 臨床のポイント

　臨床経験の少ない先生は，医療面接から得られた患者の主観（subjective, S）や診察から得られた客観所見（objective, O）を集めることはできても，それを用いて論理的な考察，評価することをおろそかにしがちです．患者が「上の歯が痛い」といったら，そうだ！と思い込んでいませんか．上の歯が痛いという主観的情報（S）を吟味せずに，上の歯に問題があるという評価，考察（assessment, A）を導くのは誤りです．

❷ 医療面接を行いながら評価, 考察することをこころがける

1)「今日はどうしましたか」「右下の歯が食事の時に痛いです」から何を考察するか

　炎症の程度については，強い痛みや自発痛を示唆する言葉がみられないため，急性の炎症の可能性は低いかもしれません．

　部位は右下と言っていますから右側の可能性が高いでしょう．しかし，上下については混乱が生じやすいため上顎の可能性も捨てられません．

　原因としては食片圧入，咬合性外傷，楔状欠損で露出した象牙質表面への物理的刺激，齲蝕による慢性潰瘍性歯髄炎，慢性化膿性根尖性歯周炎といった細菌感染，歯の破折などが考えられます．

2) クローズドクエスチョンで鑑別を試みる

　複数の疑いがある中から絞り込む必要がありますが，適切なクローズドクエスチョンを使うのが効果的です．鑑別を繰り返しながら，問診終了までに炎症の程度，部位，原因について一通り考察することを目標とします．

　例えば炎症の部位について，歯髄の炎症とその他を鑑別するために「冷たいものか熱い食物を食べてしみる感じはしますか」と問いかけてみます．患者が「冷たいものにしみてしばらく弱い痛みが続くのです.」などと答えれば，歯髄炎の可能性が疑えます．次に歯髄炎の原因を探っていきます．「どの歯が痛いかわかりますか．そこの辺りに食べ物がつまるなどはありますか」などと尋ねると，「右下の奥から2番目の歯です．最近食べ物がつまりやすくなりました.」と，齲蝕が推測できることもあります．

3) 診察

　診察では客観所見を得ることができますが，その際にも問診での評価，考察（A）と照らし合わせていきましょう．

　問診から齲蝕による歯髄炎を疑うのであれば，視診にて齲窩を確認します．確認できなくても隣接面などに疑いがあれば，評価（A）はそのままにして，「エックス線写真検査を実施

する」という計画 (plan, P) を立案すれば良いのです. もし視診にて齲蝕を疑う所見がなければ歯髄炎を惹起する齲蝕以外の破折などにも範囲を拡げて, 検査を進めることになります.

4) 診断

急いで診断名を付ける前に, ①炎症の程度, ②部位, ③原因を整理しましょう. そしてS, O, A, Pを上級歯科医に報告するつもりで簡潔に記し, 考察に矛盾や飛躍がないか確認します. ここまでの過程に誤りがなければ, ほぼ確実に診断名にたどり着くはずです.

❸ 鑑別のためのキーワード

同一の疾患でも炎症の程度や範囲によって症状や所見が異なること, 逆に異なる疾患で類似の症状や所見が現れる場合があることに留意して診断する必要があります. その中では, 比較的鑑別のヒントとなるキーワードを以下にあげます. 総合的に判断して正確な診断を目指してください.

①炎症の程度

急性：発熱がある, 自発痛, 牽引性の痛み, 痛みが急に強くなってきた

慢性：経過が長い, 痛みの変化が少ない, 違和感, 軽度の誘発痛

②部位

歯髄：冷温または甘い食物などにしみる

歯根膜：咬みしめると痛い, 硬いものを食べた後から痛みが生じた

根尖部歯周組織：咬むと痛い, 歯の動揺, 歯肉の発赤, 歯肉の腫脹, 根尖部圧痛, 瘻孔

辺縁部歯周組織：歯の動揺, 深い歯周ポケット, 歯肉の発赤, 歯肉の腫脹, 瘻孔

③原因

過剰な力：フレミタスの触知

破折：歯の一部のみの動揺, 現局性の深い歯周ポケット

❹ 要参照の分野

詳細な診断, 治療方法については以下の分野を参照してください.

診断学, 保存修復学, 歯内療法学, 歯周病学, 口腔外科学

（古地美佳, 竹内義真）

■参考文献
(1) 日野原重明 (監修)：POSによる歯科診療録の書き方, 医歯薬出版, 東京, 2005.
(2) 興地隆史, 須藤英明, 中村　洋 (編)：第4版 エンドドンティクス, 永末書店, 京都, 2015.

02　歯が痛いといっていますが齲蝕が見当たりません.

 それは歯髄炎でも根尖性歯周炎でもないかもしれません. 患者さんの咬合状態を確認しましたか？

① 臨床のポイント

　患者さんがあなたの歯科医院に受診するときの主訴は「腫れた」「噛めない」「外れた」「入れ歯が割れた」など様々ですね. ただ, 主訴の多くは「歯が痛い」ことであることが多いのではないでしょうか？　歯が痛くなると, 患者さんは「きっとむし歯に違いない」と思う場合が多いようです. そんなとき, あなたも患者さんにつられてすぐに「齲蝕かも？」と思ってしまっていませんか？

1)「歯が痛い」＝「齲蝕」「歯髄炎」「根尖性歯周炎」の先入観を捨てましょう！

　例えば, 歯髄炎や根尖性歯周炎では,「急性」であれば自発痛があり,「慢性」では誘発痛があるものの自発痛はありません. そのせいか, なんとなく「急性＝とても痛い」,「慢性＝そこまでではない」というような感覚を持っていませんか？　では齲蝕はどうでしょうか？　齲蝕の場合, 急性か慢性かの違いは単に進行が速いか遅いかであって, 痛みの有無は全く関係ありません.

　医療面接で患者さんにどのような痛みで, どのくらい痛いかを聞いても, その表現は患者さんによってまちまちですし, 痛いことをわかってもらうために大げさな表現をする場合もあります. エックス線で見ても歯髄炎を引き起こすような深在性齲蝕も根尖病変も見当たらないのに, 患者さんは痛みを訴える. こんな時, 若手歯科医師にとっては, 患者さんに何が起こっているのかわからないのではないでしょうか？

2) 痛い歯だけを診ても診断できない場合がある

　若手歯科医師が犯しがちなのが, 痛い歯だけを, 根掘り葉掘り診てしまうことです. まずは齲蝕など怪しい部分がないかを視診し, 次に歯髄の状態を調べるべくエアーをかけ, 歯髄電気診を行う. 次に打診を行い, 周囲歯に比べて打診時の疼痛が強いことを確認する. さらにはエックス線で歯の欠損や根尖の透過像を目を凝らして探す. そして当該歯が無髄歯で根尖にわずかでも透過像があれば根尖病変だと断定してしまうのです. そして根管治療をしようと思って歯質を削り始めたら実は生活歯のため「痛い」と言われ, おかしいな, と思いながらもせっかく苦労して装着したラバーダムを仕方なく外し, 局所麻酔を行い, 再び削って何とか髄室開拡ができて, 根管内に手をつけると今度は根尖が穿通できない. どうしたらいいか, 途方にくれてしまう若手歯科医師を筆者自身, 何度も見てきました.

② 歯が痛い理由は, 咬合が原因になっている場合が多い

1) 早期接触の有無をチェックしましたか？

　「歯が痛い」と訴える患者さんに多く認められるのは早期接触です. その場合, 痛みにつな

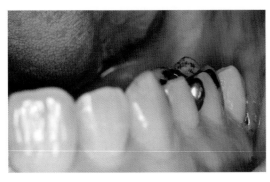

図1 上顎第二大臼歯の頬側傾斜. 舌側咬頭が大きく張り出しているため, 非作業側で対合歯と強く干渉し, 下顎に咬合痛が生じていた.

がるきっかけは就寝時のブラキシズム (クレンチングやグラインディング) であることが多いものと思われます. したがって, 患者を仰臥位にしてリラックスさせた後, 軽くタッピングさせて患歯に痛みがないか, 最初に特定の歯だけがぶつからないかを患者に聞きながらチェックします. もし, この状態で痛みを訴えたら, 早期接触による過重負担が痛みの原因である可能性が非常に高いと考えましょう. 次に, タッピングで早期接触した位置でいったん静止させ, その位置からグッと食いしばるよう指示します. そうすると, 下顎位が前方や前側方に偏位することがあります. もしタッピングした顎位とクレンチングした顎位にズレがあるなら, 就寝時にある特定の歯だけに強いストレスがかかっている可能性が非常に高いと診るべきです.

2) 側方運動時の干渉はありませんか?

例えば, 上下の第二大臼歯に痛みを訴える場合には, 早期接触の有無ももちろんですが, 以下の2点をチェックしてほしいと思います.

(1) 上顎7番の歯軸が他と比較して頬側傾斜していないか?

(2) 下顎7番の遠心頬側咬頭が咬耗していないか?

もし, 上顎7番の歯軸が頬側傾斜していたら, 舌側咬頭だけが下方に張り出した状態になるはずです. この場合, 側方運動を行うと非作業側の上顎7番舌側咬頭は下顎7番の中央小窩から遠心咬頭内斜面を滑走していきます. つまり, 歯軸に対して側方に強く揺さぶられることになってしまいます (図1). また, そのような場合には, 側方通動時に滑走する下顎7番遠心咬頭内斜面が大きく咬耗してしまっていることが多いので, 慣れてくれば視診だけでも予想がつく場合もあります.

3) 前方運動時の干渉はありませんか?

急患でお越しになる患者さんの患歯で意外にも多いのが上顎側切歯の痛みや不調です. この時に診るべきポイントは上顎と下顎の正中のズレです. 例えば上顎の正中に対して下顎が左方にずれていたら, 前方運動時に上顎右側側切歯は下顎右側犬歯と接触することになります. このことで, 上顎右側側切歯は強い曲げ応力が生じますので, 痛みが生じたり装着されているクラウンが脱落したりしやすい環境になってしまいます.

4) そのほかに参考にすべきポイントは?

エックス線で根尖にばかり注目していると, 先入観で根尖透過像に見えてしまうかもしれませんが, 実は一歩引いてみてみると歯根膜腔が拡大している, というような読像ミスも, 若手歯科医師にありがちな事項です. そのほかにも, 「いつ痛みが強いか」を聞いてみるのも

原因を追究するのに参考となる場合が多くあります．就寝時の拍動痛であれば感染由来かもしれませんが，起床時に痛みを自覚した場合であれば，それは就寝時のブラキシズムが原因である可能性が高いかもしれません．そのほかにもPCを用いた仕事をしている方などでは，仕事中に食いしばり癖がある場合もあり，その場合には日中や夕方くらいから痛みが強くなる，と訴えます．したがって，痛みが強くなる時間帯を必ず聞いておきましょう．

❸ 実は，一番難しいのが患者さんに理解してもらうこと

　われわれ歯科医師は学生時代の6年間で歯科医学を学び，正しい歯列や正しい咬合関係に関する基礎知識がありますので，異常さえ見抜くことができれば患歯に何が起こっているのかを理解することが可能です．しかし，患者さん自身は自分の歯列や咬合関係と長年付き合ってきたので，自分の何がどうおかしいのかを理解するのが難しいかもしれません．しかも，患者さんは「歯が痛い＝むし歯」という解釈モデルを持っている場合が多いので，むし歯ではなく咬合由来で痛みが生じていると説明されても，なかなか理解することができません．また，痛みを今すぐ止めて欲しくて歯科医院に来ているので，咬合調整だけで応急処置を終了されてしまうと不安に駆られてしまいます．

　患者さんに現状を理解してもらうためには，単に言葉で説明するだけでは不十分です．よりしっかりと現状を理解させるためには，

(1) 歯列模型などの視覚素材を併用して顎運動のメカニズムを説明し，偏心運動時の正常歯列における咬合接触と患者さんの咬合接触状態の相違点を説明する．

(2) 早期接触部位や側方運動時の干渉部位に咬合紙を介在させて引っ張り，紙がちぎれてしまうことを体験させる．

などの工夫を凝らした説明を行うことで不安を軽減するとともに，積極的な切削介入よりまずは安静が必要であることを理解させましょう．

（亀山敦史）

MEMO

既製トレーを試適したら痛いといわれて
先に進めません.

まずトレー試適中のどの段階で痛いのか，また口腔内のどの部位を圧迫して
痛いのかを確認しましょう．それによって適切な対応法を選びます.

① 印象採得が楽しい患者さんはおりません

作製する技工物などよりも大きなトレーが，お口に入るのですからむしろ辛いはずです．また，印象採得に慣れている方ばかりではなく，人生初という方も多いことでしょう．なにより既製トレーは，辺縁が薄く硬い金属製などで，決して優しい器具ではないといえます.

したがって術者は，印象採得そのものが患者さんに「苦痛」を与える行為であることを常に意識する必要があります．そのうえで，苦痛を少しでも減らすための気配りと工夫を行いましょう．それではトレー試適時の時系列に沿って，対応法を述べていきます.

② トレーを試適する前に

まず患者さんに印象採得の経験の有無をお聞きしてから，顔面，口腔内をチェックしておきます．例えば，口角炎や口唇の荒れ，あるいは口腔内のアフタ性口内炎，歯肉腫脹，そして骨隆起[1]などの存在は，いずれも試適時の痛みに直結する原因となります．これらが確認された場合には，手指による触診も加えて，患者さんにあらかじめご説明しておきましょう.

またU字，V字など，歯列がどのような形態かを把握しておくことも重要です．当然ですが，術前の医療面接と視診は，すべての診療行為の基本的事項となります.

③ トレーを口腔内に挿入する際の痛み

1）トレーが口唇などに触れて痛い場合：患者さんの口唇にトレーが触れて，あるいは擦過することによって痛みが生じていませんか？　特に空気が乾燥している冬季などは，口唇が荒れていて痛む場合があります．その際は，事前にトレーを少しだけ濡らしておくか（図1），あるいは患者さんの口唇も湿らせてみましょう.

代わりにワセリンやココアバター[2]を用いてもかまいませんが，余剰分は印象面／模型面の汚染にもつながりますので，使用時には極薄に塗布するように注意します.

2）トレー挿入時の痛み：次に，口唇などとの摩擦がないにも関わらず，トレー挿入時に痛みを訴える場合は，患者さんが最大開口状態ではないですか？　これは，口唇や粘膜に「ゆるみ」がまったくない状態です.

その際には，最大開口状態から少しだけ脱力していただくと，「ゆるみ」が得られることにつながります．「ゆるみ」に対して，トレーを把持していない側の手指で口唇を拡げてからトレーを回転させて挿入すると，余裕を持ってトレーの挿入が可能となります.

④ トレーを挿入した後に歯列および顎堤に試適する際の痛み

トレー挿入後，続いて歯列や顎堤への適合状態を調べますが，その際に痛みを訴える場合があります．痛む部位を伺って，ミラーなどによる視診，あるいは触診を行って確認します.

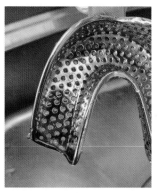

図1　表面を濡らしたトレー

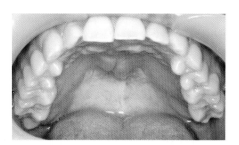

図2　左右非対称の口蓋隆起

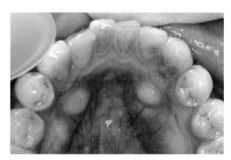

図3　下顎舌側の骨隆起

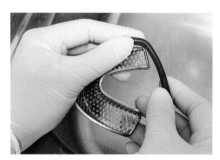

図4　金属トレーへのユーティリティーワックス貼付

　1）**歯が圧迫されて痛い場合**：歯列不正をお持ちの場合には，トレー辺縁が唇側あるいは舌側転位している部位に当たってしまうことが多々あります．その際には，トレーのサイズを一段階大きくすることが必要です．また，ワイヤー製トレーの場合は，手指で変形させて調整し，試適を行います．

　2）**粘膜が圧迫されて痛い場合**：粘膜が被薄で，直下に骨が存在することによって痛みを訴える場合が最も多いかと思います．特に年配の方に限らず咬合圧の強い患者さんでは，上顎の口蓋中央部（**図2**），下顎は小臼歯舌側部付近（**図3**）に骨隆起が生じやすくなります．骨隆起がある場合は，トレーの圧接を注意深く行わなければならず，これは試適だけでなく印象採得時も同様です．

　骨隆起に接する場合には，ユーティリティーワックスを事前に貼付しておくと，保護が行えます（**図4**）．これは，粘膜自体が脆弱で口内炎などが生じやすい患者さんにも有効です．

❺ おわりに

　トレー試適時に痛みを覚える患者さんは多く，なかでも認知症をお持ちの患者さんのように，「○○が痛い」と具体的な訴えが叶わない方も大勢いらっしゃいます．ほんの少しの気配りでハードルを下げることが可能となりますので，チェアサイドでの創意工夫に心掛けましょう．

（栁木寿男）

■文献
1）田中久敏，古谷野潔，市川哲雄（監訳）：バウチャー無歯顎患者の補綴治療 原著第12版，医歯薬出版，東京，2008.
2）全国歯科衛生士教育協議会（監修）：最新歯科衛生士教本 歯科診療補助論 第2版，医歯薬出版，東京，2017.

嘔吐反射のある患者の概形印象が取れません．

A それは，患者さん側と術者側の両者の要因が考えられます．それぞれを区別して，傾向と対策を考えましょう．

① 嘔吐反射とは？

医学的には延髄内嘔吐中枢の反射運動であり，元来は消化器内の異物を排出するための生体防御反応のひとつとされています．「絞扼反射」や「異常絞扼反射」と呼称する場合もあるようです．生理反射なので，誰もが有しているのですが，特定の患者さんに生じやすい困り事といえます．また，歯科診療全般に際して「えずく」ことも多々あるのが実状でしょう．

② 患者さん側の要因と対策は？

嘔吐反射は反射運動として生じ，軟口蓋，咽頭，舌後縁部などに触覚刺激が働くことが原因となります．しかし，それより問題となるのが心因性によるものです．歯科治療に不安や恐怖心を抱いている場合は，印象採得の巧拙に関わらず，嘔吐反射を惹起させてしまいます．また心因性の場合は，過去の経験や味覚・嗅覚などの感覚によっても，影響を受けるとされています．特に過去の歯科治療体験などに関しては，医療面接時に確認をしておきましょう．

心因性嘔吐反射への対応としては，まずは脱感作，暴露療法などの行動療法，あるいはマイナートランキライザーの前投与も有効です[1]．さらには吸入鎮静法（図1），静脈内鎮静法などの精神鎮静法も必要に応じて活用すべきでしょう[2]．

③ 術者側の要因と対策は？

印象採得は嘔吐反射を有する患者さんにとって苦痛となりますが，その強弱は術者の手技にも影響を受けます．はじめに，歯ブラシなどを口腔内に挿入可能かどうかを確かめた後に，トレー試適を行います．体位としては座位が望ましく，その際に嘔吐反射の有無を尋ねます．生じている場合には，口腔内のどの部位なのかを確認します．確認方法としては，トレーを撤去して患者さん自身の手指，あるいは綿棒などで該当部分を触診してみます．触れるだけで嘔吐反射が生じてしまう場合には，表面麻酔剤（図2）を該当部位に少量塗布します．

トレーの試適が可能になったら，一種のトレーニングとして患者さんに「大丈夫，型取りできますね」と元気付けの声掛けを行って，前傾姿勢をとっていただきます．この前傾姿勢は舌根沈下や唾液貯留が抑えられ，鼻呼吸が容易になるという利点があります（図3）．

そして，洗口液などによる含嗽も，配合される香料やアルコール類が有効に働きます．

ついで概形印象本番となりますが，まずは下顎から採得した方が少ない負担となります．続く上顎の採得時には，特にアルジネート印象材は標準混水比あるいは少し固めに練和し，トレー後縁部には少なめに盛り付けます．後方に溢れ出ないようにトレーを圧接し，先程の前傾姿勢とゆるやかな鼻呼吸をとっていただき，印象材硬化後はただちにトレーを撤去します．

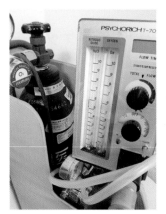

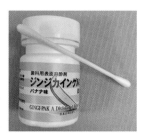

図2　表面麻酔剤

図1　笑気吸入鎮静器

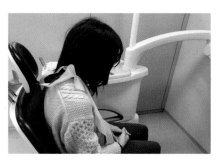

図3　試適時の前傾姿勢

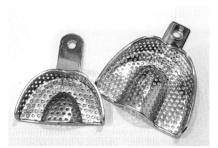

図4　前歯部用トレーと通常のトレー

❹ さらなるワンポイント

　加えてのTipsをご紹介します．まずはトレーですが，歯列弓が小さめの方には，前歯部用トレーを活用します（**図3**）．特に矯正治療で便宜抜去されている方の場合は，前歯部用トレーとユーティリティワックスの組合せが有用です．また舌後縁が接触することで嘔吐反射を誘発する際には，下顎用トレーを用いて上顎歯列の印象採得を行うという方法もあります．

　例えば花粉症の時期には，鼻呼吸を行えない場合も多く見受けられます．その際には，いびき治療などに用いる鼻孔拡張テープを試してみましょう．

　ところで，齲蝕歯を切削する際に独特の臭いがあることを意識されていますか？　これを忌避する患者さんも意外に多く，メントールなどアロマの活用も精神的リラックスに有用です[3]．

　なにより，親しみのある態度・言葉づかいに裏打ちされた充分なコミュニケーションと信頼関係の構築は「雰囲気鎮静法」[2]として，すべての歯科治療の基本です．心因性ストレス抑制のためにも有効ですので，日常臨床において常に心掛けましょう．

（栅木寿男）

■文献
1）佐野公人：3「歯科治療恐怖症」，歯薬療法，35：49-52，2016．
2）黒崎紀正，小野瀨英雄，住友雅人ほか（編）：イラストレイテッド・クリニカルデンティストリー 1. 患者の診かたと歯科診療，医歯薬出版，東京，2001．
3）千葉栄一：歯と香り　—歯科診療をとりまく香り—（香り選書⑧），フレグランスジャーナル社，東京，2008．

05 プロービング検査時に深い歯周ポケットを見つけることができません.

 理由としては，①単にプロービング圧が弱い，②プローブ先端が歯石で止まる，③歯冠部のオーバーカントゥアが強いため入らない，などが考えられます．デンタルエックス線写真などほかの検査結果もよく参考にしましょう.

① 歯周病の「つめあと」を知る

　歯周病の治療を希望して来院する患者さんは，後を絶ちません．研修歯科医の皆さんでも，最初に担当した患者さんの主訴が「歯石をとってほしい」や「歯ぐきが腫れた」など，歯周病の症状を訴えるケースが多いのではないでしょうか？歯周病は歯肉，歯槽骨，セメント質，歯根膜といった歯周組織に炎症が生じ障害された状態を指します．腫瘍マーカーを用いて悪性腫瘍を診断する場合と違って，歯周病の診断はもっぱら臨床症状から判断することが多いです（過去からずっと，そして今後も？）．つまり皆さんが日々計測しているプロービング深さや歯肉退縮量（リセッション）から算出されるアタッチメントレベルは「歯周病のつめあと」を，一方，出血点は「現在の炎症の状態」をみているに過ぎません．血清抗体検査や歯周病原菌検査の方法は進歩しているものの，設備やコストの面で広く普及しきっているとはまだ言えません．このため，歯周プローブを使った歯周組織状態の把握はいわば検査法の現役選手であり，日常臨床の広範囲をカバーするための必須のスキルといえるでしょう．しかし，指先の感覚を研ぎ澄まし，根面の状態を探りあてることができるようになるためにはトレーニングが必要であり，計測ミスに陥らないためにはいくつかの注意点があります.

② プロービング深さを計測し誤る要因とは？

1) 適正なプロービング圧でない場合（弱すぎるプロービング圧）

　適正なプロービング圧は25 gとされており，上皿天秤と分銅を用いて荷重を感じる実習をした経験を持つ方も多いのではないでしょうか．実習ですから臨床的な感覚とは大きな隔たりがあるのは当然ですが，健康組織では50 gの荷重でも抵抗を示すのに対し，病的組織では容易に出血してしまうという特性の違いを理解しましょう．また，慢性歯周病は無痛性病変の代表格ともいわれます．しかし，いくら無痛性といっても初診時のプロービング検査は活動性の炎症層を金属の針で触るのですから，患者さんは当然痛みを訴えます．術者の経験が浅い場合，この患者さんの痛みに気を取られ，必要以上に軽くプロービングしてしまうことで検査値を読み誤る場合が多く見受けられます．一方，かつては筆者も正確に測定しようとするあまり，新来の紹介患者さんの検査時に力が入り，初回の検査がとても痛かったのでもう通いませんという電話を受けた苦い経験があります．上手にプロービングするための方策としては，研修歯科医同士で相互に実習を行い，術者は患者さん役の表情をよくみることや，感想をフィードバックしてもらうなどして適正な力のかけ具合をマスターしましょう.

2) 歯肉縁下歯石に阻まれる場合

　歯周プローブの先端が硬いものにあたってとまり，ポケット底だと誤って認識する場合で

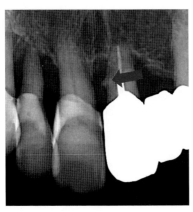

図1　プロービング深さを浅く読み誤る例．上顎左側中切歯の近心歯根面に付着した歯石（矢印）．歯周プローブ先端が止まってしまう．

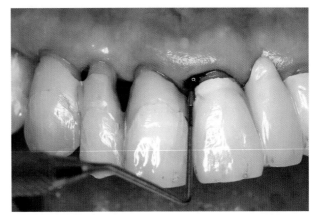

図2　当初3 mmと測定したが出血を伴っており，本来は7 mmであった．

す．その硬いものとは，縁下歯石，不正な根面形態，補綴歯であれば適合不良部の段差，セメントの取り残しなどを指します．これらはどれもプラーク付着の局所的因子ですから，ほぼすべて炎症が存在していると考えてよいでしょう．プロービング深さが3 mm程度なのに比較的出血量が多かった場合などは，以上のような原因を疑いましょう（**図1, 2**）．

3) 歯の豊隆やクラウンのカントゥアが大きい場合

日本人の平均的な歯冠形態では，プロービングが困難なほど豊隆が強いという例はあまり見かけませんが，超高齢社会ということもあり大きな摩耗を伴った露出根面に遭遇することが予測されます．この場合は相対的に歯冠が張り出すことになるため，うまくプロービングできません．クラウンの過度なカントゥアなども注意が必要です．不適合な補綴装置がプラークリテンションファクターと判断されれば，除去しテンポラリークラウンなどで置き換えて歯周組織の安定化に努めます[1]．昨今では，歯周病治療後にインプラント治療に移行することが多くなり，インプラント周囲組織にもプロービングが必要だといわれていますが，インプラント上部構造を装着したままポケット深さを正確に測定することはさらに困難であり，上部構造を撤去し計測することが推奨されています．

❸ プロービング深さ≠アタッチメントレベルであることに注意する

歯周組織破壊の指標となるのはアタッチメントレベルであり，CEJやクラウンマージンからポケット底までの距離を指します[2]．一方，プロービングデプスは同じ4 mmでも状況（仮性ポケットなど）によって意味あいが違いますので用語の再確認をしておきましょう．

（関　啓介）

■文献
1）　日本歯周病学会（編）：歯周治療の指針2015，第1版，医歯薬出版，東京，2016．
2）　日本歯周病学会（編）：歯周病の検査・診断・治療計画の指針2008，第1版，医歯薬出版，東京，2009．

プロービング値が大きいのですが歯周外科手術の適応でしょうか.

目安は，歯周ポケット深さが 4 mm 以上で出血を伴う場合です．それ以外にも骨欠損状態がどうなっているかも重要な判断材料となります.

❶ 歯周病治療という長旅のなかで，いま自分はどこに立っているかを考えていますか？

　歯周病治療を旅に例えるなら，最低でも6カ月，ケースによっては1年以上もする長旅といえるのではないでしょうか．メインテナンスを含むとすれば，患者さんとの旅路は一生続くこともあるでしょう．中等度以上の歯周病治療では，長期間にわたる動的治療のなかで治療計画が迷走しないように常に現在地点をチェックする必要があります．今回のテーマはその旅の中盤ともいえる歯周外科治療に進むかどうかの判断です．おそらく標題のような疑問がでるのは歯周基本治療が終了している段階ですが，口腔内の状況を見渡すとおおよそ，①歯肉の炎症症状は改善している，②予後不良の歯は抜去されている，③合わない修復物が除去されテンポラリークラウンに置換されている，といったシチュエーションが考えられます.

❷ 歯周外科治療を行う目的

　歯周外科治療には切除療法，組織付着療法，歯周組織再生療法，歯周形成手術などがあげられますが[1]，本稿ではより頻度の高いフラップ手術を例にとって説明します．そもそも歯周病は多因子疾患ですので，様々な発症因子をつぶさにチェックする必要があります．その代表格はやはりプラークですので，治療内容はいかにプラークを除去するか，またはプラークが付着しづらい環境を作るかに心血が注がれます．このように歯周基本治療は個々のプラークリテンションファクターを改善すること，と換言することができます．そして歯周組織検査による再評価は，計画表に照らし合わせ，どれだけ治癒しているか，もしくは治療が足りないのか（現在地点のチェック）を考える機会となるわけです.

❸ 器具到達性について考えよう：スケーリング・ルートプレーニングの限界

　歯周基本治療において入念にスケーリング・ルートプレーニングを行ったつもりでも，オープンフラップ時に歯石の取り残しを発見することがあります（**図1, 2**）．Stambaughらによるとポケット深さが3.75 mm以上になると歯石の取り残しが多くなると報告しています[2]．1981年に発表された古い研究結果ですが，現代臨床でも十分に活用可能であり指標となるデータです．一般的には歯周ポケット深さが4 mmを超えれば歯石の残存率が多くなる，と覚えておけば良いでしょう．質問にあるような病的な歯肉溝はいわゆる歯周ポケットであり，歯周病原生細菌のすみかとなるほか，歯肉溝浸出液中には組織破壊につながるサイトカイン（IL-1やTNF-α）や炎症性メディエーター（プロスタグランジンE$_2$）が存在します．このため歯周病治療では健康な歯肉溝であるサルカスへと改善する必要があるのです．ス

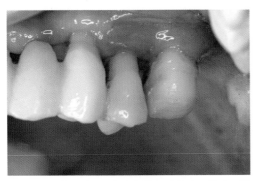

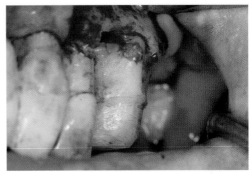

図1　SRP 終了後の上顎左側第一大臼歯. 発赤は消退したがやや暗赤色を帯びている.

図2　フラップ手術時に歯石のとり残しが確認された. 除去困難な隅角部であり, 歯肉頂縁から 4 mm 以上の深い部位であった.

ケーリングやルートプレーニングでこれを達成できればよいのですが, 残念ながら改善できなかった部位に対してピンポイントで狙い撃ちを行いたいとき, それがフラップ手術の出番となります.

　フラップ手術の目的は, 根面に付着した汚染物質を明視下で確実に除去することに加え, 歯肉や歯根, 歯槽骨などの形態を改善することも含まれます. このため必ずしもポケットが深くなく, 出血を伴わなくても適応される場合があります. 異常な骨形態を判断する力を養うためには, まず6点法のポケット診査結果とフルマウスエックス線写真上の骨形態を注視してください. そして, フラップ手術中に実際の像を直視できたなら, 頭の中でそれぞれを一致させる確認作業をしましょう. 10例から20例も経験すれば, 術前に骨欠損形態が正確に予測できるようになるはずです. そして, 今まで気づかなかったような様々な細かい事象が, 実は病原因子となっていたことに気づくと思います. こういった臨床経験の蓄積によって, 正確で迅速な診断ができるようになります. すなわち, 最初は回り道のように時間がかかりますが, そのうち最短コースで旅程をアレンジできるでしょう.

❹ 用語チェック！シャローサルカスとディープサルカス

　浅くて健康な歯肉溝をシャローサルカス (shallow sulcus) といいます. たとえ深くても臨床的に良好に管理可能であれば問題なく, これをディープサルカス (deep sulcus) とよびます. どちらも健康状態を示すため, 歯周ポケットとは対をなす用語です. シャローサルカスを獲得するには歯肉切除術や歯肉弁根尖側移動術などのポケット除去療法を, ディープサルカスを目的とする場合は改良型ウィドマンフラップによるポケット減少療法を行います[1].

（関　啓介）

■文献

1)　日本歯周病学会（編）：歯周治療の指針2015, 第1版, 医歯薬出版, 東京, 2016.
2)　Stambaugh RV, Dragoo M, Smith DM, et al.：The limits of subgingival scaling, Int J Periodontics Restorative Dent, 1：30-41, 1981.

歯周外科手術の適応でなく深いポケットのある歯には何をしたら良いでしょうか.

サポーティブペリオドンタルセラピー (SPT) です. その際にメインテナンス間隔についても再考しましょう.

継続的な管理を開始する

まず, 質問の状況をイメージしてみます. 一連の動的歯周病治療が終了した時点で, 炎症症状はなくても 4 mm 以上の歯周ポケットが残存している状態は, 実際の臨床でよくみられます. そして, 口腔内環境は常に変化するものであり, 治療開始時に高かったモチベーションも下がっている可能性もあります. 治療の行き届いた口腔内状態を維持することは, われわれ術者と患者さんの共同作業であり, 継続するためには努力が必要です. このため歯周ポケットで何が起きているのかを理解することは, 良好なメインテナンスを持続する際の重要なヒントとなります.

歯周ポケット内の歯周病原菌

歯周病はいわゆる感染症として認識されていますが, 詳しくは内因性の混合感染です[1]. 腸管出血性大腸菌である O157 は, 100 個程度が体内に入っただけでも症状を発症するほど非常に強い感染力を持ちますが, これは外因性感染の代表例です. しかし, 歯周病は宿主に常在している菌のバランスが崩れ数種の歯周病原菌が優位になり発症に至るため, 内因性感染といわれます. さらに言えば, *P.gingivalis* や *A. actinomycetemcomitans* がもつ病原性自体もさることながら, 骨吸収などの組織破壊は大部分が宿主の免疫反応の結果であることを再認識しましょう. このことから, 動的治療はもちろん, メインテナンスや支援的治療期間に移行しても歯周ポケット内細菌を量的に少なく保つことの重要性が理解できると思います.

メインテナンス間隔の根拠とは?

すべての範囲でシャローサルカスが得られ, 炎症兆候もない場合はメインテナンスがしやすいですが, 特に歯周外科治療後では長い上皮性付着を伴ったディープサルカスの形態で治癒することが多く, 支援的療法としてサポーティブペリオドンタルセラピーが適用されます. 一度健常になった歯肉溝内の細菌叢でも, 残念ながら時間の経過とともに悪いほうに後戻りすることが知られています. その間隔については部位やその数, ポケットの深さ, 宿主の個人差などの要因があり一様にはいえません. しかし Cugini らは, おおよそ 3 カ月間隔程度であれば進行した炎症に至らず経過観察が可能であったとしています[2]. このため, 残存歯数や補綴範囲, 患者の健康状態を総合的にみたうえでその間隔を増減することが臨床的な決定方法といえるでしょう.

文献チェック:歯の喪失率とメインテナンスとの関連

ではメインテナンスはどれだけ効果があるのでしょうか?過去の観察的研究では, 歯周病であっても治療しなかった群, 歯周病治療をしたがメインテナンスが行われなかった群, 歯

表1 メインテナンスによって喪失歯は10年あたり1本程度に抑えることができる

報告者 （年）	患者数 （人）	歯周病治療 の有無	メインテナンス期間 （平均）	10年あたりの 喪失歯数
Becker ら[3] （1979）	30	診断のみ 歯周病治療なし	3.7 年	3.6 本
Becker ら[4] （1984）	44	歯周病治療のみ メインテナンスなし	5.3 年	2.2 本
Becker ら[5] （1984）	95	歯周病治療あり メインテナンスあり	6.5 年	1.1 本
Seki ら （非公表）	102	歯周病治療あり メインテナンスあり	6.7 年	1.2 本

周治療後にきちんとメインテナンスが行われた群に対し, 歯の喪失率が算出されました[3~5]. その結果, 喪失する歯は順に3.6本, 2.2本, 1.1本（10年間の平均喪失本数）となりました. つまり歯周病をほうっておけば10年で4本弱をなくしてしまうところを, メインテナンスをしっかり継続すれば喪失歯は1本程度に抑えられることを示しています. 筆者も大学病院で専門的な歯周病治療を受けたあと, メインテナンスのために継続的に来院する患者さんを対象に同様の調査を行ったところ, 10年あたり1.2本とBeckerらの報告と同様に少ない喪失率を達成できていることがわかりました（表1）.

残存した深いポケットには再度スケーリングやルートプレーニング, 局所薬物輸送システム（local drug delivery system, LDDS）など状況に応じて対処し, アタッチメントロスが進行するような場合はやむを得ず基本治療からやり直すこともあります. これを最小限に抑えるためには定期的なメインテナンスが重要であり, 本項がその間隔の設定や患者説明に役立てていただければ幸いです.

（関　啓介）

■文献

1） 日本歯周病学会（編）：歯周病患者における抗菌療法の指針 2010, 第1版, 医歯薬出版, 東京, 2011.
2） Cugini MA, Haffajee AD, Smith C, et al.：The effect of scaling and root planing on the clinical and microbiological parameters of periodontal diseases：12-month results, J Clin Periodontol, 27：30-36, 2000.
3） Becker W, Berg L, Becker BE：Untreated periodontal disease：a longitudinal study, J Periodontol, 50：234-244, 1979.
4） Becker W, Becker BE, Berg LE, et al.：Periodontal treatment without maintenance. A retrospective study in 44 patients, J Periodontol, 55：505-509, 1984.
5） Becker W, Berg L, Becker BE：The long term evaluation of periodontal treatment and maintenance in 95 patients, Int J Periodontics Restorative Dent, 4：54-71, 1984.

治療計画立案

歯周

修復物周囲の透過像が亢進していると思うのですが，
齲蝕でしょうか.

 齲蝕である場合もありますが，そうでない場合もあります.

① 臨床のポイント

　筆者がこれまで長年臨床研修歯科医など臨床経験の浅い歯科医師を指導してきた経験から，どうやら若手歯科医師はエックス線検査など，目に見える情報を重視するあまり，本質が見えなくなってしまっている場合が多いように思います. 例えばメタルインレーなど修復物周囲や根尖に黒い透過像を見つけると，すぐに何らかの病変が存在すると思い込んでしまう傾向があります. もちろん，本当に齲蝕や炎症などの病変が存在する場合もありますが，必ずしもそうとは限りません. したがって，視覚情報だけを頼りに診断しようとせず，様々なシチュエーションを想定して診断する癖をつけておく必要があります.

② メタルインレー直下に透過像が見えた時に考えられること

　深在性の齲蝕にメタルインレー修復を施す場合，齲蝕罹患歯質をまず除去してから次に補強裏層（ベース）を行い，その後にメタルインレー修復に見合った窩洞形態に仕上げていくのが一般的です. ベースには通常グラスアイオノマーセメントか，あるいは修復用コンポジットレジンなど，象牙質に近似した圧縮強さを有した材料を使用します.

　裏層用グラスアイオノマーセメントとして，日本で広く使用されている製品の1つに松風ベースセメント（松風）があります. このベースセメントにはピンクとホワイトの2色が用意されています（図1）が，ホワイトにはエックス線造影性が付与されているものの，ピンクには造影性がないことは意外と知られていないようです[1]. つまり，もしピンクのベースセメントで深い齲窩を埋め立ててしまった場合，メタルインレーの直下には黒い透過像が観察されることになってしまいます. 他院で修復処置を施されている場合にはインレー体を除去してみないと齲蝕の取り残しが存在しているのかそれとも造影性のないセメントで裏層されているのかの判別がつかない場合もあります. インレー辺縁の適合が良く，漏洩らしき所見が認められない場合には齲蝕である可能性は少ない，と考えるのが妥当でしょう. また，もし自院で修復された歯である場合には，まず当時のカルテを確認し，裏層に何を使用したのかを把握しましょう.

③ コンポジットレジン修復部やその周囲に透過像が見えた時に考えること

　まず，コンポジットレジン修復の場合には，少なくともボンディング材を併用するのが普通ですし，ボンディング材層とコンポジットレジン層の間に低粘性レジンをライニングしている場合もあります.

　コンポジットレジンやボンディング材では，フィラーにバリウムなど造影性を備えたものを使用している場合が多いのですが，ボンディング材は粘性を抑えるため，フィラー含有量

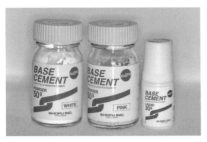

図1　松風ベースセメント. 粉末にはホワイト（左）とピンク（中央）の2種類がある.

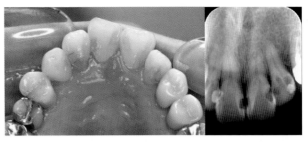

図2　前歯部隣接面へのコンポジットレジン修復の例. エックス線には修復されたコンポジットレジンが映っていない.

は修復用コンポジットレジンより少なく, そのためボンディング層はコンポジットレジンの層よりエックス線不透過性は弱くなります. 特に1ステップ型のボンディング材にはクリアフィル® ユニバーサルボンドクイックER（クラレノリタケデンタル）に代表されるフィラー配合型と, G-プレミオボンド（ジーシー）などフィラー無配合型のものがあり, 後者では一般にエックス線造影性が付与されていません. また一昔前の前歯部修復用コンポジットレジンでは, エックス線造影性が全く付与されていない製品も多く, そのため口腔内をみるときちんと修復されているのに, エックス線では歯冠が虫食い状に見えることもあります（図2）.

🔴 ④ 4-META/MMA-TBB レジンにも, 基本的には造影性がない

　4-META/MMA-TBB系レジン（スーパーボンド®, サンメディカル）はその高い接着性もさることながら, レジン系歯科材料の中でも極めて生体親和性に優れ, 歯髄刺激性が少ない材料であることが知られています. そのため, スーパーボンドのヘビーユーザーの場合には, 破折した歯根を口腔外で接着させ再植したり, 根尖切除術における逆根管充填に用いたり, あるいは覆髄材料やパーフォレーションリペアの材料として使用している場合もあります. しかしながら, スーパーボンドもまた, 通常はエックス線造影性が付与されていない材料であり, エックス線診断では頭に置いておかなければならない事項です. スーパーボンドのポリマー（粉末）ではエックス線造影性を有する「ラジオペーク」も販売されていますが, 歯科医院に備え付けられてなければ通常のポリマーが使用されている場合もありますので, 例えば根尖切除が施されたと思われる歯の根尖部に透過像があったとしても, それは必ずしも根尖病変とは限らず, 根尖を封鎖したスーパーボンドがエックス線透過像として見えているだけ, という可能性もあるのです.

🔴 ⑤ まとめ

　自分自身がきちんと修復した歯を他の歯科医師から齲蝕と勘違いしてしまうことがないよう, 各種歯科材料が有しているエックス線造影性を材料ごとに把握しておきましょう. そして, 患者さんの口腔内に使用されている材料は決して最新のものばかりではないので, 現在使用されている歯科材料のみならず, 一昔前の歯科材料についても先輩歯科医師などから情報を得て, ある程度の知識を持っておくことも, 誤診防止のために大切です.

（亀山敦史, 内川竜太朗）

■文献

1）成川公一, 藤井弁次：グラスアイオノマーセメント. 接着歯学, 15：78-84, 1997.

Q この臼歯の齲蝕は直接修復（コンポジットレジン修復）と間接修復（インレー修復）のどちらが良いですか.

A まず，齲蝕の大きさをよく確認しましょう．隣接面の齲蝕は隅角を超える窩洞か，マトリックスを用いることができるかどうかで直接修復か間接修復かを決定します.

臨床のポイント

術前に視診・エックス線写真（隣接面の齲蝕検査はバイトウイング）（図1）や症状などから齲蝕の大きさを診査し，直接修復（以下コンポジットレジン修復）か間接修復（以下インレー修復）かを決定します．基本的に防湿可能な部位，すなわちラバーダム装着ができる歯は直接修復が可能です．また同じ窩洞で直接修復と間接修復を比較した場合，直接修復の方が接着強さは高いので，可及的に直接修復を選択すべきでしょう．しかし，直接修復は多くの場合術式が煩雑になるため（図2），術者のスキルによっては間接修復を選択した方が確実な症例もあります.

1）1級窩洞

臼歯咬合面（1級窩洞）に対するコンポジットレジン修復とインレー修復の臨床成績に有意な差はありません[1].しかしコンポジットレジン修復は，MIの理念に基づいて齲蝕のみの除去を行う修復法です．そして確実な接着操作を行うことによって健全歯質を可及的に保存し，審美的な修復が可能です．よって，臼歯咬合面（1級窩洞）に対してはコンポジットレジン修復を行うことが望ましいでしょう（図3）.

2）2級窩洞

臼歯隣接面（2級窩洞）に対するコンポジットレジン修復とインレー修復の臨床成績にも，有意な差はありません．よって1級窩洞と同様コンポジットレジン修復を行うことが望ましいでしょう．しかし隣接面齲蝕の大きさや部位（歯肉縁に近いかどうか）によっては，確実な接着操作や隣接面形態の付与が難しいことがあります．防湿が行えるのか，マトリックスやウェッジなどを適切に設置できるかをよく観察します．隅角を超える窩洞であればインレー修復を選択した方が確実な治療を行うことができるでしょう（図4, 5）.

概略的なことについて

1）コンポジットレジン修復

（1）防湿

コンポジットレジン修復は接着修復です．適切な接着修復を行ううえでは防湿が必要になります．ラバーダム防湿が可能であればコンポジットレジン修復を行うべきでしょう．1級窩洞は対象歯のみのラバーダム防湿で修復可能です．2級窩洞の場合は複数歯のラバーダム防湿が必要で，最低3, 4歯行った方が修復操作が行いやすくなります[2].

（2）接着操作

使用するボンディング材の特徴を確認しましょう．メーカー指示通りの塗布時間，確実な

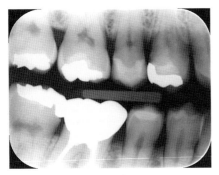

図1　術前デンタル

（猪越重久：猪越重久のMI臨床―接着性コンポジットレジン充塡修復，デンタルダイヤモンド社，東京，129，2005.より引用，一部改変）

図2　臼歯隣接面（2級窩洞）の窩洞の形態とコンポジットレジン修復の難易度

隣接面に限局した小さな窩洞では修復操作は容易．隅角を超えた比較的大きな窩洞では修復が難しくなる．

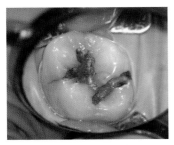

図3-1　大臼歯1級窩洞

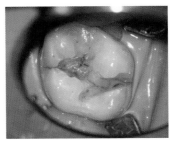

図3-2　アマルガムおよび齲蝕除去

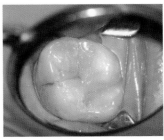

図3-3　コンポジットレジン修復の適応である

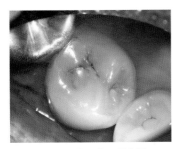

図4-1　小臼歯2級窩洞

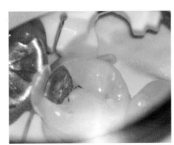

図4-2　マトリックスの設置可能な範囲であればコンポジットレジンの適応となる

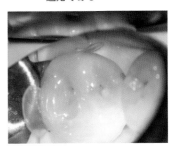

図4-3　コンポジットレジン修復直後

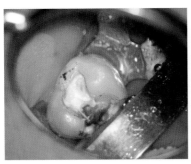

図5-1　インレーの遠心二次齲蝕

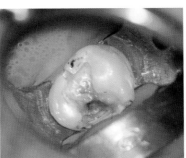

図5-2　近心に浅いクラックと齲蝕を認めたためインレー修復とした

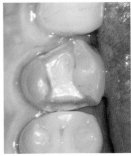

図5-3　インレー形成後

エアーブローなど接着ステップを正確に行うことが接着修復の成功の鍵となります.

（3）2級窩洞の大きさと難易度

図2のように,隣接面齲蝕の大きさと難易度は比例します.コンタクトが健全歯質で保存されている場合はコンポジットレジン修復の適応です.コンタクトが失われている場合,隅角を超える窩洞の場合,マトリックスを設置できるかどうかで判断します.

また,窩洞の位置が歯肉縁上か縁下かもよく観察します.歯肉縁下に及ぶ窩洞ではインレー修復が適応になる場合がほとんどです.

2）インレー修復

コンポジットレジン修復の適応でない場合は,間接修復（インレーやアンレー修復）の適応となります.間接修復の注意点は,適切な支台歯形成と印象採得です.とくにフィニッシュラインが歯肉縁下に及んでいる場合は,支台歯形成時に歯肉を傷つけないようにしましょう.歯肉を傷つけ出血している場合は止血剤や圧排糸を用いフィニッシュラインを明示してから印象採得を行います.

③ 実際のステップの注意点

1）コンポジットレジン修復

正確な接着操作とマトリックスの設置に注意を払いましょう.感染歯質の除去とマトリックス設置には少し時間がかかるでしょう.しかしそのあとの接着操作とコンポジットレジン修復は,防湿の観点からも必要最小限の時間で素早く行います.

ボンディング材使用時の注意点は,確実なエアーブローを行い,ボンディング層をできる限り薄くすることです.とくに1ステップ型のボンデイング材はその厚みが厚いと接着強さが低下してしまうものがあります.メーカー指示に従い適切な強さのエアーブローを行いましょう.

また,フロアブルレジンを用いる際は,気泡が入っていないかよく観察しましょう.

2）インレー修復

インレー修復で気をつけることは,適切な窩洞形成と印象採得です.感染歯質を除去したあと裏層し,必要最小限の形成になるよう心がけます.特に咬合面歯質の保存に努めます.印象採得の際は,フィニッシュラインを明示し,印象材の粉液比や硬化時間などを厳守するようにしましょう.インレーの窩洞形成についてはQ 20を参考にしてください.

（天川由美子）

■文献

1）日本歯科保存学会（編）：う蝕治療ガイドライン,第2版,永末書店,京都,2015.（http://www.hozon.or.jp/member/publication/guideline/file/guideline_2015.pdf）

2）秋本尚武：ラバーダム装着は接着と関係があるか？,松村英雄,二階堂徹（編著）,接着の論点 臨床の疑問に答える,ヒョーロン・パブリッシャーズ,東京,2015.

歯肉縁下に達する根面齲蝕を認めます．治療計画はどのようにすれば良いですか．

A 保存か抜歯かを判断したうえで，即日処置のみで対応するべきか，あるいは複数回の処置が可能なのか，それによって計画が左右されます．

❶ なぜ処置回数を考慮するのか？

根面齲蝕は歯肉退縮に継発しますが，患者さん側の状態はカリエスリスクを含めて，個々で大きく異なっています．例えば，歯科診療室での処置なのか訪問診療における処置なのか，あるいは全身疾患をお持ちか，管理がなされているかなど．また，修復治療なのか補綴治療かなどで治療計画が複雑に左右されていきます．

なかでも，根面齲蝕は歯周疾患や全身状態からの影響が大きいために，処置回数の設定は大問題となってきます．

❷ まず考えなくてはならないこと

図1に，根面齲蝕に関する治療計画の概要をまとめたフローチャートを示します．

まず初めに検査を行いますが，プロービング，エックス線撮影などに加えて，歯髄電気診を適宜応用します．そのうえで，歯周組織の状態や患者さんのQOLなどを考慮して，患歯を保存するのか抜歯するのかを選択しなければなりません．また，全身状態などを加味して総合的に保存の可否について判断する必要があります．

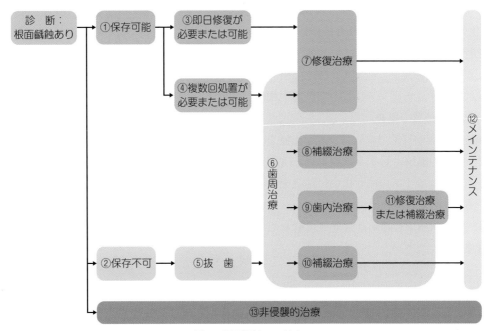

図1　根面齲蝕への対応

23

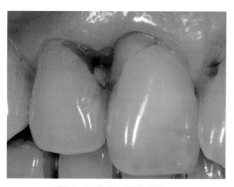

図2　再修復か補修修復か

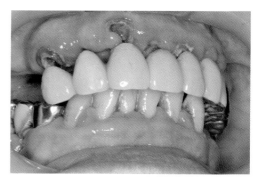

図3　広範な根面齲蝕

　そして，もちろん患者さんのお気持ちを考えましょう．たとえ歯科医学的に抜歯が正しくても，諸事を考慮すると保存すべきというケースも決して珍しくないことを念頭においてください．

❸ 保存可能な場合の考え方

1) 即日修復の場合

　次の分岐点は即日修復が必要か，あるいは可能かという事柄です．例えば介護施設や患者さんのご自宅などへの訪問診療を考慮した場合は，治療回数は可及的に少ないことが重要視されますので，可能ならば即日修復を選択します．実施の際には基本的に通常の修復処置に準じて，ウェッジなどによる歯肉排除とマトリックスを併用しての隔壁法を工夫しますが，限られた環境下で使用可能な修復器材，例えばエキスカベーターやグラスアイオノマーセメントなどの使用も有用です．

　しかし，施設におられる要介護の患者さんでも必要に応じてブラッシング指導などが許容されるのであれば，歯周治療を先行させて歯肉状態を改善した後に，修復するという選択肢が考えられるわけです．なお修復に際しては，FDI提唱の齲蝕マネジメント6項目[1]にある「劣化した修復は再修復よりも補修修復を」というポリシーに則って，接着を活かした補修修復を行うことが理にかなっています（**図2**）．

　ただし即日修復が可能でも，前述の根面齲蝕が生じた原因に対しては，修復後の適切かつ継続的なメインテナンスによる口腔衛生指導が必要となることには要注意です．

2) 複数回処置の場合

　複数回処置が可能であれば，歯周治療を優先させた後に修復治療・補綴治療が実施できるので，通常の齲蝕に対する治療計画と大きな差異はありません．ただし，窩洞外形あるいはフィニッシュラインの取り扱いに注意を要します．

　一方，失活歯の場合は根面齲蝕によるコロナルリーケージの危険性を考慮する必要があります．残根状態でも適切な暫間被覆冠を用意して，歯内治療と歯周治療を平行していくことを考慮してください．

❹ 保存不可能な場合の考え方

　根面齲蝕は慢性齲蝕が通例ですので，患者さんは罹患を気づいていない，あるいは重要視していない場合も多く（**図3**），また多歯面から進行していく症例も多いことが知られています．対象歯が失活歯の場合も多く，見た目以上に進行していることによって保存不可という

診断を下すことも多いでしょう．しかし患者さんにとっては，その歯がいきなり抜歯されてしまうということに即座にはご納得いただけない場合もあります．また患歯は主治医よりも高齢な場合が多々あります．事前には，診断に基づいた充分な説明を患者さんご本人，ご家族あるいは介護スタッフの方に心掛けましょう．

　なお，例え抜歯を選択する場合においても，根面齲蝕を形成してしまった要因は残りますので歯周治療も必要ですし，その後の義歯作製などの欠損補綴治療の流れも考慮しておく必要があります．

❺ いろいろなオプション＝引き出しを

　患者さんによっては，積極的な齲蝕治療を望まない方もいらっしゃいます．その際は，非侵襲的治療として，フッ化ジアンミン銀溶液塗布やレジンコーティング法を採用し，フッ化物応用を併用していく齲蝕管理法[2]も正当な選択肢となります．また，齲蝕を一度に完全除去することが必ずしも正しいとは限らない場合もあります．例えば，長時間の開口が苦痛であるとか，水平位に馴染めずに座位を求められることもあるでしょう．その際は，短時間で行えるエキスカベーターによる罹患歯質削除と，タンニン・フッ化物配合のポリカルボキシレートセメントや水硬性セメントによる仮封を複数回繰り返すことで，治療していくという方法もあります．

　このように個々に対応可能な引き出しを用意して，計画立案に臨んでください．

（柵木寿男）

■文献

1）FDI World Dental Federation：FDI policy statement on Minimal Intervention Dentistry（MID）for managing dental caries：Adopted by the General Assembly：September 2016, Poznan, Poland, Int Dent J, 67：6-7, 2017.

2）日本歯科保存学会（編）：う蝕治療ガイドライン 第3版　根面う蝕の診療ガイドライン，永末書店，京都，2020.

Q デンタルエックス線写真で根尖部の透過像を認めますが，根管治療が必要でしょうか．

A その透過像は根尖性歯周炎である可能性がありますが，その原因を特定するためにもう少し情報を集めましょう．患歯が歯髄壊死している場合には歯内療法が必要となりますが，根未完成歯の場合には再生歯内療法の適応も考慮しましょう．

● 臨床のポイント

　まず第一に，デンタルエックス線写真における根尖部透過像の原因はどこにあるのか，本当にその歯が原因なのか，あるいは別の隣在歯が原因なのかを丁寧に調べる必要があります．診断はデンタルエックス線写真という一つの情報から決定することは決してできませんので，主訴や臨床検査，そして歯髄診等，得られるすべての情報を統合して判断します[1]．デンタルエックス線等の資料は，そうした情報による診断を確認するために使用するものです[1]．特にデンタルエックス線写真では，解剖学的構造物との位置関係により，正常組織が様々な病変に見える場合があります（オトガイ孔と根尖が近接して根尖病変に見えるような場合など）．さらに隣在歯の病変が波及することによって，正常な歯に根尖病変様透過像が生じることもありますので，慎重な診査が必要です（**図1, 2**）.

❷ 透過像の診断を行うための検査手順

　根尖部に透過像があるということは，一般的に患歯の歯髄壊死による根尖性歯周炎であると考えられます．つまり，疑われる歯とその周辺に失活歯がないかどうかを調べることが診断への近道になります．歯内療法における一般的な診断方法と変わりありませんが，以下にその検査手順を示します[2]．今回の場合は特に歯髄診に重点を置いて評価することになります．

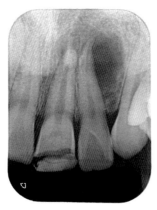

図1　術前のデンタルエックス線では左上2に大きな根尖病変が認められたが，診査の結果その原因歯は左上1と考えられた．

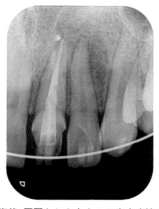

図2　術後：原因とした左上1の歯内療法により，病変は治癒した．

1) 問診

- ・主訴（症状，部位，痛みの程度・持続期間，刺激への反応，緩和の有無等）
- ・現病歴（症状発現の時期，原因として考えられること，症状の推移，受診歴，投薬等）
- ・既往歴（全身的な基礎疾患やアレルギーの有無等の既往歴，過去に受けた歯科治療時の麻酔や偶発症の有無等の歯科的既往歴）

2) 臨床的診査・検査

- ・視診（顔面の対称性，軟組織の状態（腫脹やサイナストラクトの有無等），歯周組織の状態，硬組織の状態（齲蝕の有無と実質欠損の状態・深さ，クラックや咬耗の有無，修復物の装着時期等）
- ・触診（打診，歯周組織検査：歯周ポケットプロービング，排膿の有無，動揺度），咬合診査（早期接触の有無，フレミタスの有無等）
- ・歯髄診（寒冷診査，温熱診査，電気歯髄診）
- ・エックス線検査（デンタル，バイトウイング，CBCT：通法によって原因不明な場合等）
- ・その他必要な場合（トランスイルミネーションテスト，麻酔診，切削診）

❸ 患歯の特定および治療

　前述の検査によって患歯が特定されたならば，通法に則り歯内療法を適応します．しかし，患歯の特定が難しいこともあります．原因が分からない状態で治療をしてはならず，そのような場合には焦らずにCBCTによる検査の実施や，専門医への紹介を考える必要もあるでしょう．

　また，既根管治療歯における症状のない根尖透過像の場合には，さらなる注意が必要です．透過像＝根尖病変ではありませんので，すぐに治療介入するのではなく，その透過像の活動性を経時的に評価する必要があります．具体的には数カ月（2～3カ月程度）後に再度デンタルエックス線検査を行い，初診時のものと比較します．初診時の透過像が拡大傾向にあるのか（要治療と判断），または小さくなっているのか（経過観察と判断：過去の大きな病変が治癒に向かっている途中かもしれません．問診からも予測しましょう），全く大きさが変わらないのか（経過観察と判断：瘢痕のような長期的に変化しない透過像）なのかを診ます．

　若年者で根未完成歯の場合は，たとえ根尖病変があっても，すぐにアペキシフィケーションをせず，再生歯内療法（Revascularization, Revitalization, Regenerative endodontics等と呼ばれています）を適応することによって一部歯髄の保存と厚みある歯根の成長が達成される可能性があります．術式等は米国歯内療法学会のプロトコールが参考になりますが[3,4]，新しいトピックスであるため，常に最新の情報を得るように心がけましょう．

（阿部　修）

■文献

1) Schweitzer JL：The endodontic diagnostic puzzle, Gen Dent, 57：560-567, 2009.
2) Abbott PV, Yu C：A clinical classification of the status of the pulp and the root canal system, Aust Dent J, 52（Endod Suppl）：S17-31, 2007.
3) Bansal R, Jain A, Mittal S, et al.：Regenerative endodontics：a road less travelled, J Clin Diagn Res, 8：ZE20-4, 2014.
4) AAE Clinical Considerations for a Regenerative Procedure Revised 4/1/2018

Q エックス線写真上で根尖周囲に透過像を認めるのですが，根管治療は必要ですか．

A 根管治療が必要かどうかは，根尖部に炎症が存在するかどうかで決まります．エックス線透過像は骨欠損を意味しており，必ずしも根尖病変とは限りません．

❶ 臨床のポイント

「ここにもここにも根尖病変があります」とパノラマエックス線写真やCTを添えて，歯内療法専門医のところに根管治療の依頼をされる先生がいます．エックス線写真でわかるのは骨欠損がある，という事実であり，エックス線透過像がすべて根尖病変ではありません．

根尖病変かどうかは，腫脹や発赤があるか，サイナストラクトからの排膿があるか，根尖相当部圧痛があるのか，痛みの程度や頻度は増しているのか，などの徴候（sign）や症状（symptom）を加味したうえで下される確定診断です．エックス線写真は診査項目の一つですから，「エックス線透過像がある＝根尖病変」という短絡的な診断を下してはいけません．もちろんエックス線写真で経時的な変化を診て，根尖のエックス線透過像が広がっているというのであれば，それは根尖病変の一徴候と考えることができます．

❷ 根尖部エックス線透過像が意味するもの

1) やはり根尖病変である場合

根尖に見られるエックス線透過像が根尖病変であるなら，上述のように何らかの徴候（sign）や症状（symptom）が伴っているはずです．腫脹や発赤，排膿，根尖相当部圧痛などを診査し，確定診断をつけるようにしてください．

2) 根管治療後の治癒過程

根管治療を行った歯の根尖に骨が再生するにはどのぐらいの期間がかかるのでしょうか．術前の骨欠損の大きさにもよりますが約1年です．もしその歯の根管治療がこの1年以内に行われていたとしたら，エックス線透過像が意味する骨欠損は治癒過程なのかもしれません（図1）．他の徴候がないのであれば，経過観察することを勧めます．

3) 瘢痕治癒（scar tissue healing）

術前に大きな骨欠損がある症例では，治癒したとしても完全な骨が再生されずに，他の組織で骨欠損内が満たされることもあります．そのような症例では，エックス線写真を撮ると根尖にわずかな骨欠損様のエックス線透過像がいつまでも残ることがあります（図2）[1]．これが瘢痕治癒（scar tissue healing）です[2]．治癒の一形態であるので治療は必要ありません．

❸ 口腔内エックス線写真の有用性

根尖病変が疑われるような症例において，第一選択で撮影するのは口腔内エックス線写真撮影法です．口腔内エックス線写真撮影は，フィルムを患歯（被写体）に最も近く設置することができるので，確実な情報を多く得ることができます．正放線投影と偏心投影の二方向から撮影することにより，3次元像をイメージすることもできます．

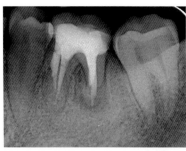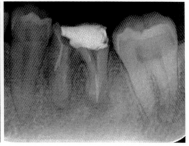

図1　遠心根根尖にエックス線透過像が見られる．根管治療前のエックス線写真
　　　（右）と比べてエックス線透過像は縮小傾向であり，他の炎症所見がないの
　　　で要注意で経過観察とする．

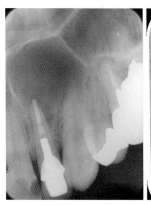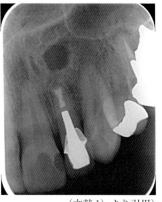

図2　術前のエックス線写真では根尖に大き
　　　な透過像が見られる（左）．根尖切除術
　　　24カ月後のエックス線写真では，歯根
　　　から離れたところに透過像が見られる
　　　が，腫脹や発赤などの炎症所見はなく，
　　　瘢痕治癒と思われる．

（文献1）より引用）

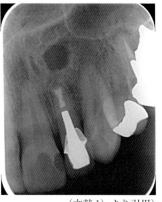

　もちろんコーンビームCT（以下，CBCT）も有用ですが，術前の診査で第一選択ではありません．もし撮影した口腔内エックス線写真で，確定診断に至らない，もしくは治療方針が決まらない，というような場合にはCBCTの撮影を検討します．

　医療の現場でエックス線写真は患者さんの被曝となりますので，かならずその正当性と最適化を考慮して撮影方法を選ぶ必要があります．

④ 口腔外科領域との鑑別診断も重要

　口腔内デンタルエックス線写真やパノラマエックス線写真では，静止骨空洞などが根尖病変のように映ることもあります．また囊胞など非歯原性の病変であることもあるので，その鑑別診断も重要です．

（澤田則宏）

■文献
1）澤田則宏：マイクロスコープを使用した外科的歯内療法，日歯内療誌，33：75-86，2012.
2）Nair PN, Sjogren U, Figdor D, et al.：Persistent periapical radiolucencies of root-filled human teeth, failed endodontic treatments, and periapical scars, Oral Surg Oral Med Oral Pathol Oral Radiol Endod, 87：617-627, 1999.

患者が痛がっている歯を歯髄炎と診断しました．今日抜髄しなければいけないのでしょうか．

痛いからといって，必ずしもすぐに抜髄することが良い結果を招くとは限りません．痛みの程度，患歯の状態，患者の希望，診療時間の余裕などを考慮し判断しましょう．

❶ 今日抜髄をした方が良い場合

以下のような状況では，今日抜髄をした方が良いでしょう．ただし，患者が抜髄の必要性を理解し同意していること，かつ歯科医師側に時間的な余裕があることが前提です．抜髄を延期する場合は，その理由を患者に説明し理解して頂き，必要に応じ鎮痛薬の投与，咬合調整を行います．

1) 症状や不安が強い

すでに痛みで苦しんでいる，休診日を前にして不安が強い，処置をしないと今後さらに痛みが増す可能性が高い，といった場合は着手してあげた方が互いに安心です．

2) 審美的な回復が急がれる

外傷や齲蝕により突然歯質を大きく喪失した前歯では，早期に抜髄し歯冠修復を行い審美性を回復することが求められます．

3) 期限がある

受験，留学，海外赴任，入院等の予定がある場合は，それまでに痛みから解放し，歯冠修復を完了することが求められます．

❷ 問診，検査で考慮すべきポイント

患者に「痛い」と言われれば，すぐに何とかしてあげたいと思うのは，医療人として大切な感情です．しかし，その思いだけですぐさま処置を開始することが，思わぬ結果を招くこともあります．以下の事項も考慮し，本当に今から抜髄することが最良の結果につながるのかを総合的に判断しましょう（図1）．

1) 今，時間はあるか？

（1）自分に余裕はあるか？

時間や心の余裕がない状態での抜髄は，焦りから失敗をしがちです．時間の経過とともに急性期はいずれ慢性期となり痛みはいつか軽減しますが，過剰切削や穿孔や器具破折は残ります．患者の苦痛を今すぐ取り除いてあげようと思ったあなたの善意は，逆に患者さんとあなたを後々まで苦しめることになるかもしれません．

（2）予約患者に迷惑をかけていないか？

急患でお見えの場合は，予約時間通りにいらしている患者に迷惑をかけないようにしなければなりません．「時間がなかったが，可哀そうなので抜髄した．」「次の患者さんをお待たせしており急いでいた．」失敗は，技術の不足よりも，そんな“忖度”から生まれるものです．

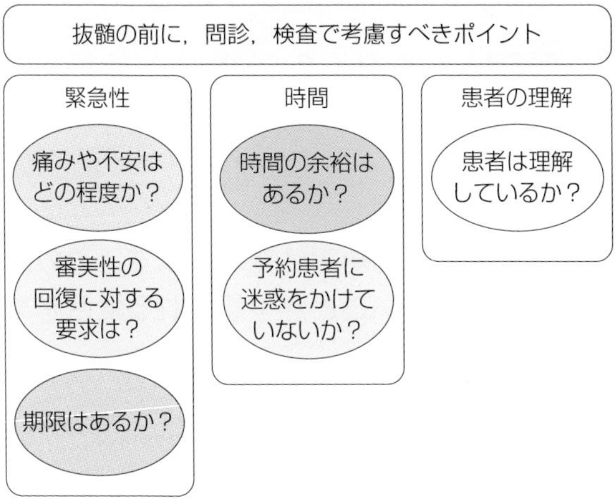

抜髄の前に，問診，検査で考慮すべきポイント

緊急性

痛みや不安はどの程度か？

審美性の回復に対する要求は？

期限はあるか？

時間

時間の余裕はあるか？

予約患者に迷惑をかけていないか？

患者の理解

患者は理解しているか？

図1　抜髄をする前に考慮すべきポイント
歯科医学的に抜髄が適切な症例であっても，「今やるべきなのか」は，その他の事項を勘案し判断する．

2) 痛みはどの程度か？

「痛い」と言われると，すぐ抜髄してあげたくなります．しかし，よくよく伺ってみると，さほどではなく緊急性に乏しいこともあります．

逆に，痛みが強い場合は緊急性がありますが，局所麻酔が効かずかえって痛い思いをさせてしまう，不十分な疼痛制御下での侵害刺激の繰り返しにより中枢性感作を引き起こしてしまう可能性があります[1,2]．経験的に，自発痛が強い時に行った抜髄では，自発痛は消退しても咬合痛が長引くことがしばしばあります．事前に，そのような状態が生じる可能性があることを説明し，理解して頂いてから着手しましょう．

3) 患者は理解しているか？

抜髄は不可逆な処置です．患者の理解が乏しい場合は，抜髄を延期すべきです．

最近は齲蝕罹患率が低下したせいか，歯科治療の経験や知識が乏しいまま大人になる方が増えたように思います．そうした方でも，隣接面齲蝕や歯冠破折に起因する歯髄炎により来院され，いきなり抜髄になることがあります．彼らは基礎知識が少ないので，歯科医師がいつも通りの説明をしても，思ったような反応が得られません．逆に，ネットの情報で頭がいっぱいになってお越しになることもあります．彼らにとっては「神経を抜く」ということは，こちらが想像する以上に人生初の大事件なのです．

それでは，抜髄を何度も経験されている方なら全く問題がないかというと，「この歯だけは神経を残しておきたい．」と強く願い，抜髄を受け入れられないことがあります．このような場合は，適切な処置であったとしても「自分は希望しなかったのに神経を抜かれてしまった．」と感じられがちです．もし，術後に何かマイナスな事象が生じた際には，担当医へ不満がむけられる恐れがあります．

（和達礼子）

■文献

1) Wallace JA, Michanowicz AE, Mundell RD, et al.：A pilot study of the clinical problem of regionally anesthetizing the pulp of an acutely inflamed mandibular molar, Oral Surg Oral Med Oral Pathol, 59：517-521, 1985.
2) 木ノ本喜史，松浦信幸：10. 抜髄と神経障害性疼痛─痛みを伴う難治性根管治療の理解のために─，木ノ本喜史（編著），抜髄Initial Treatment治癒に導くための歯髄への臨床アプローチ，ヒョーロン・パブリッシャーズ，東京，2016.

Q 歯内治療を始める予定ですが，この歯の予後はどうでしょうか．

初回根管治療歯か，既根管治療歯か，によって成功率は変わります．その他にも術前の徴候（sign）によっては，予後が悪いことが予想される場合もあります．

● 臨床のポイント

　根管治療の成功率は決して低くありませんが，抜髄や歯髄壊死の歯で初めて根管治療が必要となる初回根管治療歯（initial treatment）の方が，以前に根管治療を行っている既根管治療歯（retreatment）よりも成功率は高くなります．また以前の治療で根管を逸脱している根管形成が行われていると成功率は下がってしまいます．

　術前の診査で，限局性の深い歯周ポケットがある歯は要注意です．歯根破折を生じていると根管治療をしても予後は極めて悪く，抜歯になる可能性が高くなります．

　フェルールが十分に確保できないような歯は予後が悪くなります．術前に深いポストが入っており，健全歯質が十分あると思えないような歯は要注意です．

　根尖病変の大きさはあまり関係ありませんが，病変の経過期間が歯質の感染に影響する可能性があります．いつから腫れているのか，何回根管治療を繰り返しているのか，よく問診してください．

　しっかり診査（問診，口腔内診査，エックス線診査など）を行い，患歯の根管治療を行うにあたって予想される成功率やリスクなどをしっかり説明し，同意を得たうえで治療を開始しましょう．

② 予後を左右する可能性のある術前のチェック項目

1）初回根管治療歯か，既根管治療歯か

　初回根管治療歯で根尖に病変がなければ成功率は約82％であるのに対し，初回根管治療歯でも根尖病変があれば成功率は約70％，再根管治療歯では約77％という報告があります[1,2]．また，再根管治療歯の場合に以前の治療で根管を逸脱した根管形成をしていると成功率が47％まで落ちるという報告もあります（**図1**）[3]．根管系は非常に複雑であるため，一旦根管内を感染させてしまうと除去は非常に難しいことがこのようなデータからもわかります．

2）限局性の深い歯周ポケット

　限局性の深い歯周ポケットが存在するような症例（**図2**）では，歯根破折を疑います．歯周病との合併症（エンドペリオ病変）の可能性もありますが，その場合も予後はあまりよくありません．唯一，歯根破折もなく，歯周病も関与していない症例では，たまたま生体の弱い部分が歯周ポケットであったため，歯周ポケットを通じて排膿路ができることがあります．この場合の予後は決して悪くありません．

3）フェルールの有無

　補綴処置を行う際にフェルールの量が問題となります．再根管治療を行う際には，再補綴

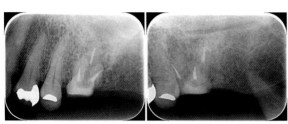

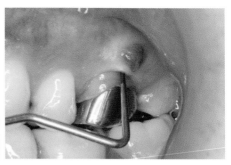

図1 術前のエックス線写真. 正放線投影（左）では近心頬側根管は根管に追従しているようにみえるが，偏遠心投影（右）では本来の根管を頬側に逸脱していることがわかる.

図2 腫脹部位に一致して深い限局性歯周ポケット. 骨欠損が生じた原因を考えるが，いずれの場合にも予後はあまり良くないと思われる.

のことも考慮する必要があり，十分なフェルールを確保できないような症例では予後に不安が残ります.

4) 歯根表面および根尖孔外の感染

　根尖病変が存在する歯は初回根管治療においても成功率が下がることは前述のとおりです. その理由として考えられることの一つに，根管治療で取り除けない細菌感染の存在があります. 何度も根管治療を繰り返していたり，腫脹や排膿を放置して歯根表面のセメント質や根尖孔外に感染が及んでいる可能性がある歯では予後が悪くなり，外科的歯内療法の併用が必要となることもあります.

❸ エンドペリオ病変

　術前に深い歯周ポケットが存在する症例で，歯周病が関与している場合には根管治療だけでは治癒せず，歯周病の治療も必要になります. いわゆるエンドペリオ病変として，歯周病による骨欠損が根尖にまで広がっているような症例ではやはり予後は悪いことが予想されます.

❹ 補綴処置が可能かどうか

　歯を残したいのは，患者も歯科医師も同じ気持ちです. しかし，無理な根管治療をして，その後の補綴処置に耐えられないような歯を残すのが必ずしも良いとは言えません. 根管治療，補綴処置の成功率などを加味し，患者には複数の選択肢を提示し，リスクを含めて治療方針を十二分に説明し，患者に納得のいく治療を提供してください.

（澤田則宏）

■文献

1) Ng YL, Mann V, Rahbaran S, et al.：Outcome of primary root canal treatment：systematic review of the literature -- Part 2. Influence of clinical factors, Int Endod J, 41：6-31, 2008.

2) Ng YL, Mann V, Gulabivala K：Outcome of secondary root canal treatment：a systematic review of the literature, Int Endod J, 41：1026-1046, 2008.

3) Gorni FG, Gagliani MM：The outcome of endodontic retreatment：a 2-yr follow-up, J Endod, 30：1-4, 2004.

Q　支台築造法はどれを選択すれば良いでしょうか.

根管処置歯の支台築造法は，残存歯質量，残存歯質の位置，フェルールの有無と残存壁数，ポストの有無などにより選択します．したがって，対象歯の状態を診査・診断して支台築造法を決める必要があります．

● 臨床のポイント

　根管処置歯の支台築造において，金属鋳造による支台築造（以下，鋳造支台築造）とコンポジットレジンによる支台築造（以下，レジン支台築造）に大別できます．両者は，様々なメリットとデメリットを有しています（表1）．したがって，対象歯の状態から，両者のメリットとデメリットを勘案して支台築造法を選択します．

　築造窩洞形成は，装着する歯冠補綴装置の種類に応じて行います．鋳造支台築造か，レジン支台築造の選択基準は，想定される咬合力，歯冠部歯質の残存歯質量，残存歯質が歯肉縁下に及んでいるか否か，また歯肉縁下の位置の深さ，フェルールの有無，その残存壁数などによって決めます．とくに残存歯質が歯肉縁下1 mm以上の深い位置になった場合，レジン支台築造を選択する際，歯肉溝からの滲出液が接着阻害因子であり，歯科接着が確実に獲得することに不利な条件であることと，コア用レジンの材料自体が金属に比較して吸水性や溶解性を有しているためなどの理由で，その選択には十分注意する必要があります．

　なお前提として，残存歯質量が多い方が支台築造後のトラブルで最も避けるべき歯根破折

表1　鋳造支台築造とレジン支台築造の比較

	鋳造支台築造	レジン支台築造
健全歯質の保存	×	◎
確実性	○	△
機械的強度	◎	△
象牙質に対する弾性係数	×	○
過度な応力集中の発生	×	○
吸水性・溶解性	◎	×
審美性	×	◎
歯肉・歯質の着色	△	○
再根管治療の難易度	△	○
金属アレルギー	×	○
経済性	×	○
硬化時収縮	—	有
技工操作	有	無（直接法） 有（間接法）
来院回数	2回	1回（直接法） 2回（間接法）

の発生のリスクを軽減できるため，健全歯質の保存をどのステージでも意識することが重要です．したがって，便宜的形成が必要な鋳造支台築造に比較して，レジン支台築造の歯科接着，とくに象牙質接着の信頼性が高くなった現在，成形材料で健全歯質の保存が可能なレジン支台築造の選択は有効です．

支台築造法の種類は，大別すると間接法で製作される鋳造支台築造と，直接法と間接法が選択できるレジン支台築造があります．

1) 鋳造支台築造

間接法で製作され，印象採得後に作業模型上でワックスアップを行い，銀合金，金銀パラジウム合金，あるいは金合金（保険外）で鋳造を行い，築造体を製作します．ワックスアップの段階で対合歯模型を参考に選択した歯冠補綴装置に応じたクリアランスの付与（全部金属冠：1.0〜1.5 mm，CAD/CAMレジン冠，セラミッククラウン：1.5〜2.0 mmなど），軸面傾斜（テーパー）など，適正な支台歯形態を付与します．ブリッジのケースでは，支台歯間の適正な平行性をワックスアップの段階で付与し，鋳造後に微調整を行います．

なお．通常レジン支台築造に比較して，鋳造支台築造では着脱のため便宜的形成が必要となり，健全歯質の削除が避けられません．

2) レジン支台築造

直接法と間接法が選択できます．直接法の場合，築造窩洞形成後に直接口腔内で支台築造用コンポジットレジン（以下，コア用レジン）をポスト孔には填入，コア部には築盛したのち，光重合型やデュアルキュア型のレジンでは光照射を十分に行い硬化させます．ポスト保持型支台築造の場合，既製金属ポストやファイバーポストを併用します．他方，間接法の場合，鋳造支台築造と同じく印象採得後に作業模型を製作しますが，作業模型上でコア用レジンを填入，築盛後，硬化させます．硬化後，作業模型からレジン築造体を外し，調整後，次回来院時に接着性材料で支台歯に接着します．ポスト保持型支台築造の場合，模型上で既製ポストを併用してコア用レジンを硬化させます．なお，レジン支台築造における直接法と間接法の選択する参考のため，表2にそれらの比較を示します．

表2　レジン支台築造における直接法と間接法の比較

	直接法	間接法
利点	製作過程が単純である その日のうちに築造が完了する その日のうちに支台歯形成，印象採得が可能である 窩洞にアンダーカットがあってもよい	適正な支台歯形態を付与できる 重合収縮を小さくできる 接着操作時に接着阻害因子である歯肉溝からの滲出液や出血の影響を受けにくい 接着操作時に唾液などの接着阻害因子の影響を受けにくい 1回のチェアタイムを短縮できる
欠点	1回のチェアタイムが長い レジンの重合収縮が大きい 操作（防湿，付形など）が難しい	製作過程が複雑である 来院回数が1回増える 大きなアンダーカットへの対応が必要である 仮着材の影響や窩洞の汚染の可能性がある

表3　根管処置歯の支台築造の原則的臨床ガイドライン公的医療保険下

クラス	残存壁数	部位	ポスト	コア	修復物/補綴装置
クラスⅠ	4壁残存	前歯群 臼歯群	設置なし	コンポジットレジン	原則的には種類を選ばないが，臼歯群では咬頭被覆を考慮
クラスⅡ	3壁残存				
クラスⅢ	2壁残存	前歯群 臼歯群	ファイバーポスト or 金属ポスト	コンポジットレジン or 鋳造金属	クラウン アンレー or クラウン
クラスⅣ	1壁残存				
クラスⅤ	0壁残存	前歯群 臼歯群	ファイバーポスト or 金属ポスト	コンポジットレジン or 鋳造金属	クラウン

残存壁数の判定基準：歯質厚径1mm以上，フィニッシュラインから歯質高径が2mm以上

❸ 支台築造の選択

　歯科治療における歯冠補綴やブリッジによる欠損補綴は，長期に渡って機能させることが目的であるため，臨床エビデンスに基づいた支台築造法の選択を行う必要があります．

　根管処置歯の歯冠補綴において，とくに重要な因子はフェルールが獲得できるか，またその量が最も重要です．そこで根管処置歯を歯冠部残存歯質量，とくにフェルールが獲得できる歯冠部の残存壁数によって分類し，さらに修復法を示した原則的な臨床的ガイドラインを**表3**に示します．なお，現在の診療報酬上のルールに本ガイドラインは一致しています．

（坪田有史）

■参考文献
(1) 福島俊士（監修）：MI時代の失活歯修復 —歯根を破折させないために，クインテッセンス出版，東京，2004.
(2) 矢谷博文，三浦宏之，細川隆司ほか（編）：クラウンブリッジ補綴学，第5版，医歯薬出版，東京，2014.
(3) 石神　元，魚島勝美，江草　宏ほか（編）：冠橋義歯補綴学テキスト，永末書店，京都，2019.
(4) 坪田有史：支台築造とファイバーポストコアの現状，日補綴会誌，9：94-100，2017.

Q 16 患者は歯冠色のクラウンを希望しています．陶材焼付冠とオールセラミックスクラウンのどちらが良いでしょうか．

A どちらでなければならないということはありません．それぞれには特徴があり，それらを適切に理解し状況に応じて臨床応用すればよいと思います．それぞれの利点と欠点をしっかり理解することが大切です．

① 陶材焼付冠とオールセラミックスクラウンとの違いと特徴

陶材焼付冠とオールセラミックスクラウンの臨床応用は，それぞれの特徴を理解することから始まります．オールセラミックスクラウンと陶材焼付冠の大きな違いは，金属使用の有無だといえます．

金属をフレームに使用する陶材焼付冠は，金属色を遮蔽しなければ審美性を確立できません．よって，陶材焼付冠は，天然歯に比べ透明感に劣りますが，金属を使用するため強度を兼ね備えています．オールセラミックスクラウンは，セラミックスのみにて作製される補綴装置です．そのため天然歯に近い透明感を再現しやすい構造となっています．以前では，強度に問題があるといわれてきましたが高強度なジルコニアを併用もしくは単味で使用することで強度の確保も可能となってきました．

② それぞれを詳しく

1) 陶材焼付鋳造冠

陶材焼付鋳造冠は，作製するにあたり従来の練成印象材を用いて印象採得を行います．これにより石膏作業用模型を作製して手作業により製作完成させます．作製方法は，まず金属のフレームワークを鋳造し，そのフレームワークへ金属色を遮蔽するためにオペーク陶材を築盛します．その後，歯冠色を再現するため主に長石系の陶材を順次築盛し，場合によってはステイニング，グレージングを行い完成させます．陶材焼付鋳造冠は，金属の丈夫さとセラミックスの審美性を兼ね備えた補綴装置といえます（**図1**）．また単冠のみならず少数歯欠損から多数歯欠損へなどあらゆる症例に対応可能です．大規模補綴治療の場合には，製作過程で起こる誤差からマージン部などの適合性へ不安が生じる場合があります．このような場合には，初めにセパレートして作製したパーツをろう付けすることで適合性の整・確認が可能です．また，歴史がある補綴装置であるため臨床応用にあたり安心感があるといえるでしょう．しかし現在では，使用頻度がかなり減少してきているようです．これは，患者の審美的要求の高まりがあげられます．陶材焼付鋳造冠は，金属を使用するため歯肉がその影響で黒く見えたり，天然歯の透明感が再現できず審美性が低下する場合があります．また金属アレルギーの心配も，いわれています．さらに金属代の高騰もその理由にあげられます．

2) オールセラミックスクラウン

オールセラミックスクラウンは，近年その存在感をますます増しています．

その理由は，良好な審美性にあります．オールセラミックスクラウンは金属を使用しないことで，下地となる象牙質の色調を補綴装置に反映させ，より天然歯に近い状態を再現でき

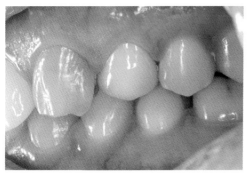

図1 上顎左側第一小臼歯に陶材焼付冠が合着してある.
　下地に金属を使用しているため,臨在歯と比較して多少透明感がない.

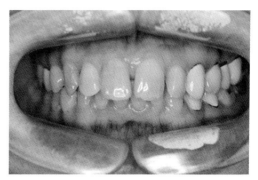

図2 患者は,犬歯,第一・第二小臼歯の審美障害と齲蝕治療を希望していた.

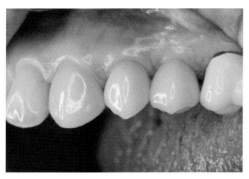

図3 シリカ系セラミックスにより作製したオールセラミッククラウンを用いて補綴処置を行った.
　シリカ系セラミックスは,天然歯に近い透明感を有している.

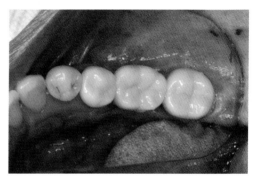

図4 下顎第一大臼歯欠損に対してジルコニア製ブリッジを接着してある.
　ジルコニアは,強度に優れ対合歯も摩耗させにくい材料である.

ます.使用できるセラミックも多様で,長石系セラミックス,リューサイト系セラミックス,ケイ酸リチウム系セラミックスなどのシリカ系セラミックスがあげられます.これらは特に審美性に優れ,主として単冠に使用されてきました(図2,3).シリカ系セラミックスは,おおむね良好な経過を示しています.シリカ系セラミックスに加え,近年ではジルコニアセラミックス(以下ジルコニア)が注目を集めています.従来のジルコニアは,高強度であるものの明度の高い白色であるため,フレーム材として使用されてきました.最近のジルコニアは審美性が向上し,ジルコニア単体でも使用可能となりました.審美性に長けた高透光性ジルコニアが開発されたことで,前歯部へも適応可能となっています.ジルコニアは,物性に優れるため破折に対する危険性が低く結晶粒も小さいため対合歯も摩耗させにくいといわれています[1].現在ジルコニアは,従来の用法に加えて単冠からブリッジまでのあらゆる症例へ臨床応用されています(図4).セラミックス材料は,デジタル技術の発展にともない存在感を増してきました.これらは,従来の印象採得法に加えて,intra oral scanner(以下IOS)を用いたデジタル印象採得により時には石膏作業用模型なくして補綴装置を作製することが可能となっています.　症例と診療環境によっては,デジタル技術を使用することで,支台歯形成から補綴装置装着までが1日で完了可能です.このことは,患者に対し高い審美性とともに

に印象採得に伴う不快感からの解放や来院回数，治療時間の減少などを提供できるようになりました．IOSを使用した際のジルコニアブリッジは，4ユニットブリッジまでの適合性が現在のところ臨床上容認できるとされています[2]．よってそれを超える補綴装置の作製には，注意が必要といえます．

❸ 臨床のポイント

陶材焼付鋳造冠は，前述の性質上多数歯の補綴処置に利点を生かせると思われます．

現在は，単冠や小規模ブリッジまでが治療の対象とすれば審美的や材料学的な観点から各種オールセラミックス製の補綴装置を選択することが多いといえます．審美領域である前歯部には，審美性の向上している高透光性ジルコニアも存在しますが，シリカ系セラミックスに一日の長があるため，そちらを単体，もしくはジルコニアフレームに築盛することで使用すると良いでしょう．ただし，咬合などの問題で強度が必要な症例では単体による高透光性ジルコニアの選択が安心だと思われます．逆に臼歯部は，咬合の観点からジルコニア単体での選択が安心です．しかし咬合に問題がなく，審美性を追求するならシリカ系セラミックスの選択も有効でしょう．

❹ 陶材焼付鋳造冠とオールセラミックスクラウンの装着に関して

陶材焼付鋳造冠は，強度を有するためグラスアイオノマーセメントなどの非接着性セメントによる合着がなされてきました．近年では二次齲蝕の防止を考慮し，唾液などによる溶解の心配が少ない接着性レジンセメントを用いて接着させることが多くなっています．オールセラミックスクラウンは，シリカ系セラミックスの場合に患歯と強固に接着させることで強度を保つため接着性レジンセメントによる接着が必須となります[3]．ジルコニアの場合は，それ自体に強度があるため非接着性セメントの使用も可能といわれますが，やはり二次齲蝕抑制などを考慮し接着性レジンセメントによる接着が好ましいでしょう．

（中村昇司）

■文献

1) Janyavulas S, Lawson N, Cakir D, et al. : The wear of polished and glazed zirconia against enamel, J Prosthet Dent, 109：22-29, 2013.
2) Guth JF, Keul C, Stimmelmayr M, et al. : Accuracy of digital models obtained by direct and indirect data capturing, Clin Oral Investig, 17：1201-1208, 2013.
3) Bindl A, Luthy H, Mormann WH : Strength and fracture pattern of monolithic CAD/CAM-generated posterior crowns, Dent Mater, 22：29-36, 2006.

即時義歯と抜歯後に義歯の新製に着手するのではどちらがいいですか.

抜歯後に義歯の新製に着手するのが一般的ですが，抜歯部位，抜歯本数，抜歯後の口腔内状態によっては即時義歯が適切な場合もあります．審美性，機能，支台歯の状態，咬合支持域および下顎位を確認しましょう.

❶ 臨床のポイント

　教科書的には，外科的前処置である抜歯を行い，顎堤の治癒期間を経てから義歯を新製します．最初のうちは，義歯の設計，補綴的前処置，最終印象採得，咬合採得および義歯装着などの義歯製作過程を一つひとつ確実に行うべきであることを考慮すると，抜歯後に義歯新製を行うことが適切と考えます．ただし，抜歯部位が治癒するまでの審美性，咀嚼機能および構音機能の低下や障害の発生が避けられない場合には即時義歯製作が適切である症例も存在するのが実際です.

　さて，どのようなときに即時義歯を新製するのでしょうか？

　抜歯により，1. 審美性や咀嚼・構音機能の低下や障害が予測される（図1），2. 残存歯での咬合支持が喪失する，3. 残存歯や顎関節への負担が予測される，4. 現在使用中の義歯の修理が不可能である，5. 無歯顎になる，これらのような症例では即時義歯の新製を第一選択として治療計画を立案します.

　では，どのようなときに抜歯後に義歯を新製するのでしょうか？

　抜歯を行っても，審美性，咀嚼・構音機能，咬合支持が保たれ，残存歯や顎関節への負担が予測されない，これらのような症例では抜歯後に義歯の新製を第一選択として治療計画を立案します．抜歯1週間後には前処置および最終印象採得が可能なので，無理に即時義歯を製作するくらいなら急いで通法の製作方法にて義歯を新製するほうが患者さんだけでなく歯科医師にとってもストレスが軽減されることも一理あると思います.

　両方の義歯に共通して断言できることは，「補綴的前処置の重要性」です！

❷ 即時義歯についての説明

　即時義歯とは，前歯部の抜歯や多数歯にわたる抜歯により審美性や機能の低下もしくは障害が予測されるときに，抜歯前に製作される義歯のことです．即時義歯は，抜歯後形態を予測した作業用模型上で製作され，抜歯と同時に装着されます（図2）．即時義歯は，暫間義歯として使用され，抜歯窩が治癒し補綴的前処置を施した後，最終補綴治療に移行します.

　即時義歯装着後は，抜歯窩の吸収による義歯の不適合が起こります．また，抜歯窩の治癒促進や抜歯窩への機械的刺激の遮断のため，ティッシュコンディショニング（粘膜調整）を行いますが，抜歯窩に入った粘膜調整材はハサミもしくはデザインナイフなどで除去します.

　最近では，光学印象法が普及してきているため，この方法を利用することにより，印象採得操作が不要になってきています．印象撤去時の残存歯への負荷を可及的に少なくできるの

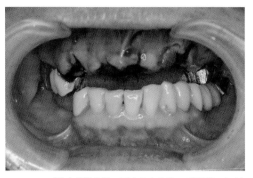

（松本歯科大学　冨士岳志先生のご厚意による）

図1　抜歯により審美性と機能が低下した口腔内所見

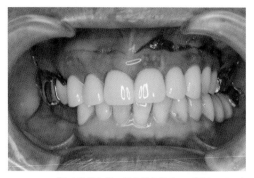

（松本歯科大学　冨士岳志先生のご厚意による）

図2　抜歯と同時に装着された上顎即時義歯

で，即時義歯製作では光学印象法が第一選択となる日も近いと思います．

❸ 即時義歯製作で注意すべきこと

1）補綴前処置は適切かつ確実に行うこと

　特に即時部分床義歯となる場合，ガイドプレーン形成やレストシート形成だけではなく，歯冠形態の修正や維持力発現のためのディンプル形成など，部分床義歯製作と同様に補綴的前処置を行うことが重要です．抜歯が前提の補綴処置なので，義歯の設計に基づいて，抜歯される歯の形態修正を十分に行っておくと即時義歯の装着が容易になることもあります．

　例えば，ブリッジの抜歯と同時に即時義歯を装着する場合には，印象時には前処置としてブリッジの隣接面部を削合してクラスプが入るためのスペースをあらかじめ付与しておくとクラスプと支台歯の干渉がなくなり，さらには対合歯とクラスプの早期接触や咬頭干渉を防ぐことができます．他に，ブリッジの切断と一方の支台歯の抜歯を行い，他方の支台歯を保存して即時義歯の装着をする場合には，ブリッジ切断部と保存する支台歯の連結部にレストシートを形成します．この操作により，即時義歯装着時のブリッジ切断が少し容易になり，義歯には歯根膜支持を与えることができます．

2）最終印象採得で抜歯をさけるためになすべきこと

　抜歯予定の歯が印象採得の操作に耐えうるか，が一番気になるところです．ですから，抜歯前に患者さんには，「印象体撤去の際，歯が抜けるかもしれない」ことをご理解いただくことです．必要に応じ同意書を用意しておくと安心ですね．最終印象採得に先立ち，残存歯周囲の不要なアンダーカットはユーティリティーワックスもしくは寒天印象材などでブロックアウトすることは必須です．最初のうちは，可能なら最終印象採得時に抜歯該当歯を保存する隣在歯と固定したり，もしくは抜歯予定部位に相当する部分を被覆するトレーに穴を開け印象体撤去時に直接指で抜歯予定部位を押さえたりすると印象体撤去の際に抜歯となる危険性を減少できると思います．

（羽鳥弘毅）

■参考文献

(1) 日本補綴歯科学会（編）：歯科補綴学専門用語集 第5版，医歯薬出版，東京，67，2019.
(2) 藍　稔，五十嵐順正（編）：スタンダードパーシャルデンチャー補綴学，学建書院，東京，36-37，2016.
(3) 市川哲雄，大川周治，平井敏博ほか（編）：無歯顎補綴治療学 第3版，医歯薬出版，東京，277-281，2016.

今度抜歯することになったのですが，この歯の抜歯は
難しいでしょうか．

 その抜歯は予想外に難しいかもしれません．エックス線所見だけでなく年齢，
開口量，嘔吐反射の有無，内服薬，基礎疾患等の患者背景を確認し，抜歯当
日以前にしっかりと検討しましょう．

① 臨床のポイント

　抜歯の難易度はエックス線写真をみて「この歯は簡単だろう」と思っても，「予想外に難し
かった…」なんてことは良くあります．その違いはなんでしょうか？

　抜歯そのものの難易度はエックス線写真をしっかりと読影すれば判断可能です．しかし，
それ以外に患者状態によっても大きく左右されます．その見極めができるようになると抜歯
の難易度の予測ができるようになるでしょう．

② チェックすべきポイント

・エックス線写真の読影　　・開口量，口の大きさ　　・体格　　・嘔吐反射の有無
・血圧　　・常用薬　　・恐怖心　　・年齢　　・術者の精神状態

③ 具体的なポイントについて

1) エックス線写真の読影のポイント

　(1) 一般的事項

　　①歯根周囲の骨吸収：当然ながら周囲骨吸収があれば抜歯は容易です．

　　②歯根の数：単根と複根であれば，根の数が多いほど難となります．

　　③歯根の形態：単純な円錐形と扁平な形態で比較すると，円錐形であれば回転させる
ことができるので容易です．また直線的な根と湾曲している根であれば直線的な根の方
が容易です．

　(2) 下顎の半埋伏・埋伏智歯に関して

　　①深度に関しては，当然ながら咬合平面に近い（埋伏深度が浅い）方が容易です．

　　②下顎枝前縁までの距離に関して：7番遠心から下顎枝前縁までの距離が少ない症例
に関しては8番は相対的に後方に位置しているために器具の到達が困難です（図1）．

　　③水平埋伏歯と垂直埋伏歯に関して：一般的には水平埋伏の方が困難と思われがちで
すが，本当に難しいのは垂直埋伏歯です．水平埋伏歯は根先まで視野の確保ができます
が，垂直埋伏歯（半埋伏歯も含む）は7番に隠れて埋伏している8番の視野の確保は非常
に困難です（図2）．

　2) 開口量：顎関節症などで開口量が少ない患者さん，開口保持が困難な患者さんは抜歯が
難しくなります．初診時に開口量を確認しておくと良いでしょう．長時間の開口が困難な患
者さんには「開口器」や「バイトブロック」の使用が有効です．また同じ開口量であっても口
が小さい患者さん，軟組織が伸展しにくい患者さんでは器具の到達角度に制限が生じるため

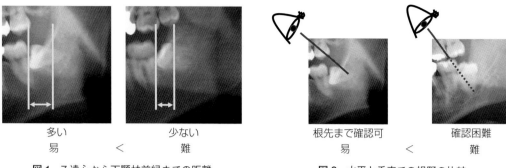

多い	少ない
易 < 難	

図1　7遠心から下顎枝前縁までの距離

根先まで確認可	確認困難
易 < 難	

図2　水平と垂直での視野の比較

に難となります.

3) 体格：肥満患者においては顔面, 頰部の脂肪も多く術者の手や器具の到達が困難となるだけでなく, 患者の肩が大きく術者のポジションが制限されるために難易度は上昇します.

4) 嘔吐反射の有無：自己申告してくる患者さんが多いですが, その程度は人それぞれです. サポートする左手と, 挺子 (ヘーベル) を把持する右手を口腔内に挿入してシミュレートしてみるといいでしょう. すぐに嘔吐反射が出現してしまう患者さんでは最初から静脈鎮静下での処置などを検討すべきです.

5) 血圧：血圧のコントロールが悪い時には出血量が多くなり術野が不鮮明となり抜歯が困難となります. 処置にもよりますが, 麻酔前で180 mmHgを超えているような場合には抜歯は延期すべきでしょう. 局麻をするだけで200 mmHg overとなるでしょう.

6) 常用薬

（1）抗凝固薬・抗血小板薬を服用している患者さんでは出血傾向となり抜歯が困難となります.

（2）BP製剤などの骨代謝改善薬を服用している患者さんでは骨が硬くなっているために抜歯が困難となりやすいです.

7) 恐怖心：精神的に緊張している患者さんでは血圧が上昇することにより, 出血しやすくなるだけでなく, 思わぬタイミングで処置を中断することになったりします. そのため術者のタイミングが崩れると, 意外と抜歯が困難になることがあります.

8) 年齢：骨の硬さは年齢に大きく依存します. 10代と30代では同じ状況の歯であってもまるで難易度は変わります. 10代の8番は根未完成のことも多く, 多くは容易に抜歯可能ですが, 60代となると歯根と骨が癒着していることも多く非常に困難となります.

9) 術者の精神状態：これに依存するところは大きいです. 患者さんが威圧的であったり, 苦手な患者さん, 長時間待たせてしまった患者さん, 時間がない状況, イライラしている状況などでは, 普段簡単に抜去できる歯であっても困難となります. 時間的にも精神的にも余裕を持てる状況を作って (アポイントも無理しないように) 抜歯に臨みましょう.

（澁井武夫）

生活歯の齲蝕を除去したら露髄はしなかったものの，非常に深かったです．修復はどのようにすれば良いでしょうか．

 歯髄に近接する深い窩洞でも，確実な接着でコンポジットレジン修復してください．その場合，裏層の必要はないことがわかっています [1]．インレー修復ではレジンコーティングが勧められます．

❶ 裏層 (lining)

　裏層は，物理的・化学的刺激から象牙質を守ることを目的に従来より行われてきました．切削で露出した象牙質面を，セメントなどの材料で被覆し，修復材料や外来の刺激を遮断し歯髄を保護する治療技術です．深い窩洞には裏層が必要との考えが長く支持されてきました．

❷ 微少漏洩

　かつては，レジン材料中の未重合モノマーが象牙細管を通過して歯髄を刺激し，歯髄炎から時として歯髄死を招くという考えが広く受け入れられていました．しかし，現在では，修復材と歯質が確実に接着していないために生じる微少漏洩が，細菌や外来刺激の侵入を許し，歯髄刺激の原因となることが明らかにされています．したがって，歯髄保護の要は，切削で露出した象牙質をいかに確実に封鎖するかです．

❸ 樹脂含浸層 (ハイブリッドレイヤー)

　図1は，大臼歯の頬舌的切断面です [2]．頬側面と舌側面に円柱状の窩洞を形成し，左の窩洞には形成後なにもせず，右の窩洞は接着性レジンシステムでレジンコーティングしました．24時間の色素浸透試験後，左の窩洞では色素が歯髄腔まで侵入していますが，右の窩洞では色素の侵入がまったく認められません．右の窩洞の窩壁を電子顕微鏡で観察したのが図2です [2]．これでわかることは，切削象牙質面にレジンが浸透して生成した樹脂含侵層とレジン層が，象牙細管への色素微粒子の侵入を妨いだということです．この場合，色素の微粒子は細菌と置き換えて考えることができます．

❹ 現在の歯髄保護の考え方

　現在は，切削象牙質に確実なレジン接着で良質な樹脂含浸層とレジン層を作ることが歯髄保護につながると考えられるようになってきました．そのためには，レジン接着操作に際してとくに留意すべき点があります．どの製品を使うにせよ被着面を唾液や血液，また歯肉溝からの浸出液で汚染させないことです．また，製品によって接着操作に違いがありますから，メーカーの指示に厳格に従うということです．

❺ インレー修復とレジンコーティング

　インレー修復の際には，歯髄保護としてレジンコーティングの活用が勧められます（図3) [2]．象牙質レジンコーティングは，間接修復において形成後，印象採得前に，切削象牙質面をレジン接着材料によってコーティングするという新しい治療技術です（図3).これによって，切削象牙質面に生成した樹脂含侵層とレジン層が，象牙質面の汚染や術後に発現する知

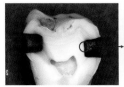

（文献2）より引用改変）　　　（文献2）より引用改変）

図1　　　　　　**図2**

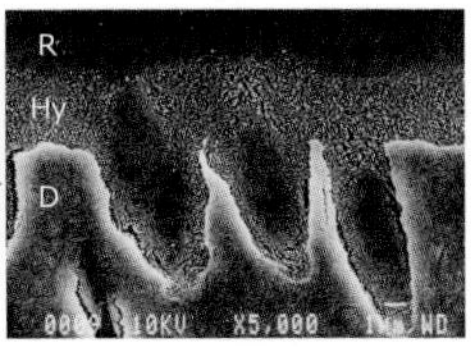

図1：大臼歯の頬舌的切断面．左の窩洞は形成してそのまま，右の窩洞はレジン接着システムでレジンコーティングした．24時間色素浸透試験後．

図2：図1の右のレジンコーティングした窩洞の窩壁を電子顕微鏡で観察した．R：レジン，Ｈｙ：樹脂含浸層，D：象牙質

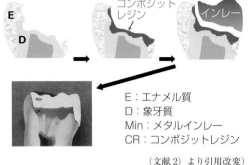

E：エナメル質
D：象牙質
Min：メタルインレー
CR：コンポジットレジン

（文献2）より引用改変）

図3　レジンコーティング法

覚過敏や疼痛を防ぎます．この治療技術は，現在，生活歯の支台歯形成（生PZ）面にコーティングを行った場合に歯髄保護処置として保険算定できるようになりました．

❻ 根拠となる3つの臨床研究

　Unemoriら（2004年）は，220人の接着性レジン456修復を対象に，術後の歯髄症状の発現を調査しました．その結果，無裏層でレジン接着システムを直接応用した修復では歯髄症状の発現は認められず，深い窩洞に裏層を行うと歯髄症状の発現率が高かったと報告しています[3]．Whitworthら（2005年）は，臼歯602本の修復を対象に，レジン接着システムが直接応用された場合と水酸化カルシウム製剤で裏層された場合の36カ月後の歯髄症状を評価し，裏層の有無は歯髄症状の発現に影響しなかったことを報告しています[4]．Unemoriら（2007年）はセルフエッチングタイプの接着システムでコンポジットレジン修復を行った106歯を対象に2.2〜6.5年後の経過を評価しています．その結果，深い窩洞を修復する場合，無裏層は歯髄症状の発現に関与せず，裏層した場合のみ歯髄症状が発現したと報告しています[5]．このように，深い窩洞を確実な接着によってコンポジットレジンで修復した場合，裏層の有無は術後の歯髄症状の発現に影響を及ぼしません[1]．

（桃井保子）

■文献

1）日本歯科保存学会（編）：う蝕治療ガイドライン，第2版，永末書店，京都，2015．（http://www.hozon.or.jp/member/publication/guideline/file/guideline_2015.pdf）

2）桃井保子：できるだけ削らない歯科治療を可能にした歯科接着，DE，207：235-238，2018．

3）Unemori M, Matsuya Y, Akashi A, et al.：Self-etching adhesives and postoperative sensitivity, Am J Dent, 17：191-195, 2004.

4）Whitworth JM, Myers PM, Smith J, et al.：Endodontic complications after plastic restorations in general practice, Int Endod J, 38：409-416, 2005.

5）Unemori M, Matsuya Y, Hyakutake H, et al.：Long-term follow-up of composite resin restorations with self-etching adhesives, J Dent, 35：535-540, 2007.

治療中

保存修復

インレーやアンレーの窩洞形態をどのようにしたら良いかわかりません.

 まず咬合紙で咬合接触点を印記しましょう. 咬頭に咬合接触点がある場合はインレー窩洞です. 健全な咬頭に咬合接触点がない場合, マージン部に接触点がある場合はアンレーの適応かもしれません.

● 臨床のポイント

　窩洞には, 内側性窩洞と外側性窩洞があります. インレーは内側性窩洞, クラウンは外側性窩洞で, アンレーは咬頭を保存するタイプであれば内側性と外側性の混合型, 全部被覆するタイプであれば外側性です. 内側性窩洞の方が窩洞形成は難しいので今回はインレー窩洞について述べます.

　適切な窩洞形態は齲蝕の位置と大きさ, 遊離エナメル質の除去範囲などにより決定します. なお, 咬頭隆線は齲蝕に罹患しづらいので可及的に保存します.

　窩洞形態を考える時は, 咬合紙で咬合接触点を印記する習慣をつけましょう. 基本的に咬合接触点がマージンにあることは好ましくありません. よって接触点は削って窩洞の中に入れる必要があります. また, 咬頭に咬合接触点がある場合はインレー窩洞, 健全な咬頭に咬合接触点がない場合はアンレー窩洞になる可能性が高くなります.

② 概略的なことについての説明

1) 窩洞外形線

　齲蝕や欠損の位置と範囲によって決定します. 小窩裂溝など齲蝕になりやすい不潔域を窩洞内に取り込む予防拡大も行います. 遊離エナメル質の除去, 咬頭隆線の保存, 円滑な曲線, 対咬関係などを考慮しましょう.

2) 保持形態

　保持形態の原則は, (1) 安定効力 (転覆, すべり防止), (2) 拘止効力 (抜け落ち防止), (3) 把持効力 (相対する2側壁による把持) の3つです.

3) 抵抗形態

　基本的には箱型です.

4) 便宜形態

　便宜形態は, 基本的に外開きで, アンダーカットがなく, 摩擦, 合着時の抵抗の軽減などが求められます. 鋭利な部分などは健全歯質であっても必要最小限削除します.

5) 窩縁

　修復物と窩洞の接合部で次窩洞の入り口であるため極めて重要です. スムーズなラインになるよう心がけましょう.

③ 実際のステップ

　まず, 咬合接触点を印記し視診, デンタルエックス線写真 (隣接面齲蝕の確認はバイトウイングが望ましい) などで患歯を精査します (図1). またクラックなどがないかよく観察し,

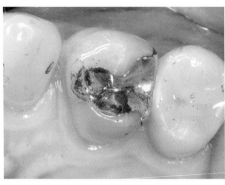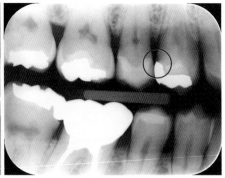

図1 術前デンタルエックス線写真 4|遠心にインレーの二次齲蝕を認める.

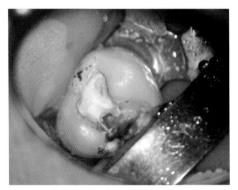

図2 インレー除去時,近心に浅いクラックと齲
蝕を,遠心に二次齲蝕を認める.

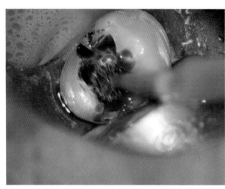

図3 齲蝕検知液を用いて,感染歯質を明示する.

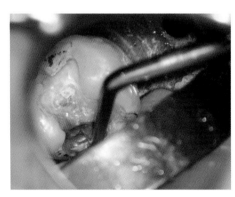

図4 スプーンエキスカベータを用い確実に感
染歯質を除去.

最低でも患歯のプロービングを行いましょう.とくにインレーの二次齲蝕では,クラックを
認めることがよくあります(**図2**).クラックが歯肉縁下まで及んでいる場合は一部プロービ
ング値が深くなり,咬合痛があることがほとんどです.本症例は浅いクラックだったのでイ
ンレー修復を行いました.しかし症状のあるクラックトゥースでは窩洞形成も異なり,アン
レーまたはクラウン修復の適応となりますので,鑑別診断を行ってください.
　次に齲蝕の除去です.齲蝕は齲蝕検知液などで染め出し明示します(**図3**).小さめのラウ
ンド型ダイヤモンドポイント・ステンレスラウンドバーやスプーンエキスカベータを用い徹

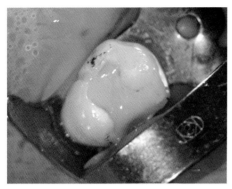
図5　接着ステップを行い，フロアブルレジンで
　　　裏層.

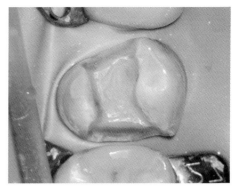
図6　インレー形成後，セラミックインレー接着
　　　時.

底的に除去していきます（図4）．咬合面歯質は可及的に保存することが望ましいでしょう．
その後，セメントやフロアブルレジンなどを用いて裏層します（図5）．しっかりと窩洞をイ
メージしながらインレー窩洞形成を行います．ポイント，バーはフェザータッチで，隣接面
を形成する時は隣在歯を傷つけないように充分注意しましょう．最後に片目でアンダーカッ
トがないかどうかチェックします．

　インレー除去時，セメンテーション時すべてにおいてラバーダム防湿下で行うと，患歯に
集中することができ確実な治療を行うことができます（図6）．

　インレーのような内側性修復物の窩洞形成は，アンダーカットができやすくなりますので
外側性のアンレーやクラウンと比較し少し難易度が上がります．片目でチェックすることを
心がけましょう．

（天川由美子）

■参考文献
(1) 第6章　窩洞，田上順次，奈良陽一郎，山本一世ほか（監修），第五版　保存修復学21，永末書店，京都，2017.

Q 21　インレー窩洞の仮封とその除去がうまくできません.

A レジン系材料で仮封を成功させるポイントは, 筆選びと手際の良さです. 除去は, アンダーカット, 接着に気をつければ簡単に行えます.

① 臨床のポイント

　インレー窩洞の仮封は, 印象採得を行った日から次回装着までの間, 歯質および歯髄を保護することが目的です. つまり, わずか1~2週間でその役目を終えます. 仮封に長いチェアータイムを使うよりも, 短時間で終わらせるよう心がけましょう. むしろ仮封前のインレー窩洞を洗練させることに時間を費やす方が, 予後の良い患者満足度が高い処置となるでしょう.

　1) 毛先の整った筆を選びましょう. ボサボサに広がった筆ではレジン量やフローをコントロールできません.

　2) 手際が悪いと仮封の最中からレジンが固まりはじめます. 素早く行うことで, 滑らかな表面を作れます.

　3) 除去が上手にできるかは, 形成の時点から始まっています. 形成面にアンダーカットがあると除去が困難になります. 隣在歯の豊隆によるアンダーカットにも注意します.

　4) 齲蝕が深い場合に用いる裏層材にも気を遣いましょう. レジン系裏層材は, 仮封材と接着してしまい, 除去が大変困難になります. その場合分離材を塗布しておくこともあります.

② 仮封と除去のキーポイント

1) 筆選びの重要性

　筆積法によるレジン系仮封を成功せるには, 筆選びが大切です. 樹脂用として販売されている動物毛の筆が最適です. 仮封をはじめる前に毛を実際に触ってみて, 古いレジン等の異物が固着していないか確認しましょう. 近年は, 感染予防の観点からディスポーザブルの筆を使うこともあります (**図1**). 筆によって若干操作が異なりますので注意しましょう.

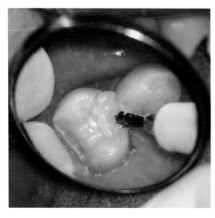

図1　隣接面から置いていく.

2) アンダーカットのない形成面

形成面にアンダーカットが存在すると，仮封の際に材料が流れ込み，除去が非常に困難になります．特にMODインレーでは，アンダーカットができやすくなりますので，形成を完了する前に，すべての面にアンダーカットがないか，よく確認するようにしましょう．

3) 裏層材に注意

近年では，材料の性能向上に加え，審美の観点からもレジン系裏層材を使うことが多くなってきました．特に裏層材表層に未重合レジンが残っていると，より強固に接着してしまい，仮封除去が困難どころか，できなくなる場合もあるので気をつけましょう．

③ 仮封を成功させるテクニック

筆を持つ前に，アンダーカットがないか，仮封材と接着してしまうような材料が使われていないか，窩洞を注意深く観察しましょう．そのような材料には，わずかな水溶性分離材を塗布する必要があるかもしれません．また，隣在歯隣接面の豊隆にも気をつけましょう．隣接面歯肉が退縮したり，過豊隆な修復物が装着されていると，豊隆がアンダーカットとなるため仮封材が入り込んで外れなくなることがあります．

最初は，筆にたっぷりのモノマーを含ませ，少量のポリマーを筆先に作ります．筆先を1秒ほどポリマー上層に置いて待てば，自然と良い感じのレジンが先端にできあがります．ポリマーの中で筆を動かす必要はありません．そして，側室の最深部など届きにくい場所からスタートします．窩底からエナメル質の窩縁マージンまで，フローが良いレジンを一気にペイントします．エナメル質の窩縁マージンをわずかなレジンで覆うことで仮封期間中のエナ

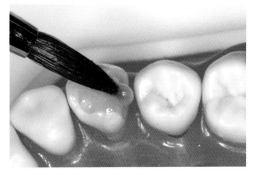
図2　最初はモノマーたっぷりで最深部から.

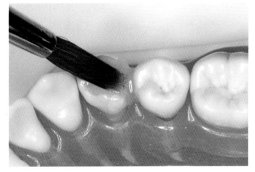
図3　2度目のペイントで一気に盛り付ける.

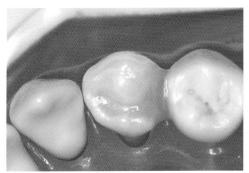
図4　硬化前に手指で整形，手際の良さが大切.

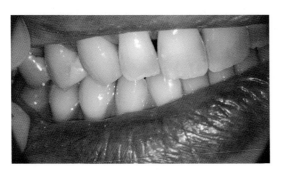

図5 仮封後．審美的にも問題ないようにする．

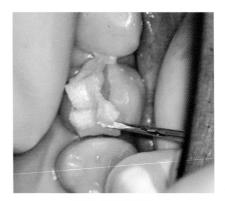

図6 仮封除去時

メル質のチッピングを防ぎます．フローの良い状態でペイントすることで窩洞を封鎖し知覚過敏など仮封期間中の不快症状を予防します（**図2**）．

　次に，やや固めのレジンを筆先にとり，窩洞中央部等の不足部分を埋めていきます（**図3**）．ある程度形が整ったら，筆を手から放し，舌下部等に溜まった唾液を人差し指につけ，仮封材を指先で整形します．その後，間髪入れずに，患者に上下顎を咬合させるよう指示し，そのまま左右側方へ顎を動かすように指示します．唾液を分離材として利用することで対合歯へ仮封材の付着を防ぎ，軟らかいうちに咬合させることで過高となることを防ぎます（**図4**）．

　手際よく行えば，ここまでのステップは，およそ20秒程度で完了します．時間をかけて丁寧に行おうとすると，レジンが硬化をはじめてしまい，かえって表面が凸凹した舌感の悪い仕上がりとなってしまうので，手際の良さが大切です（**図5**）．

　仮封除去の際は，エナメル質の窩縁マージンのチッピングに気をつけましょう．仮封材が外れにくい場合は，探針などの鋭利な器具を仮封材に刺した後，ついマージン部分をてこの支点として使いたくなります．しかし，エナメル質のマージンは脆いのであっさりと欠けてしまいます．せっかくの窩洞形成，印象，技工操作がすべて台無しになります．アンダーカットのない洗練された形成ならば，レジン系仮封材に探針を刺しまっすぐに引き上げると，気持ちよくスッと外せることがあります．もし，外れにくい場合には，指を隣在歯と探針の下に入れ，てこの支点としたり，隣在歯辺縁隆線が健康ならば，そこをてこの支点とすることもできるでしょう．また，両手で器具を把持して引き上げることも有効なテクニックです．患者の口腔内粘膜などを傷つけないよう注意しましょう（**図6**）．

❹ 要参照の分野

　タッカーテクニックによるゴールドインレーの形成，装着

（清水雄一郎，天川由美子）

■参考文献

(1) James B：Summitt's, Fundamentals of Operative Dentistry：A Contemporary Approach 2nd Edition, Quintessence Publishing Co Inc., Hanover, 2001.

Q 検知液を使いながら齲蝕を除去していますがなかなか終わりません.

 A それは，検知液を使用するタイミングが早過ぎるためかもしれません. 実質欠損の大きさやエックス線写真を事前に確認し，硬さなどを指標に罹患象牙質外層をおおまかに除去した後に検知液による染色を行いましょう.

① 臨床のポイント

齲蝕は，最もメジャーな歯科硬組織疾患であり，齲蝕除去は臨床において対応する頻度が非常に高い症例です. 深在性の齲蝕の場合は，除去すべき罹患歯質の量が多く，処置に要する時間が長くなってしまうケースがあります. 慎重な操作はもちろん重要ですが，長時間の処置は患者さんの負担や術者の集中力を考えると望ましくありません. したがって，以下のポイントに留意して処置を行いましょう.

1) 歯質の切削を開始する前に，除去すべき歯質の量を大まかに予測する.
2) 齲窩の開拡後，極度に柔らかい歯質は齲蝕検知液を併用せずに除去する.

② 概略的なことについての説明

1) 除去すべき歯質量の予測について

除去すべき歯質，つまり感染歯質は，色やエックス線透過性などにおいて健全歯質とは異なる性質を示します. まず，齲蝕の治療を開始する前に十分に視診を行いましょう. さらに，深在性である可能性が否定できない場合は，齲蝕除去を開始する前にデンタルエックス線写真を撮影する習慣をつけましょう（図1）.

2) 検知液を併用しない歯質除去について

感染歯質は，細菌侵入に伴う構造破壊によって硬さが低下しています. 健全歯質との境界付近である深層においては触診による鑑別に熟練を要しますが，表層付近歯質の判別は容易です. 探針やエキスカベーターなどで触れた程度で変形するような歯質は，検知液を使うまでもなく保存不可能と判断して構いません. ジュクジュクと湿った質感の歯質も同様です. 手用切削器具や低速の回転切削器具によって除去しましょう.

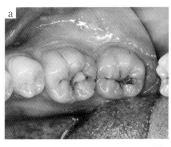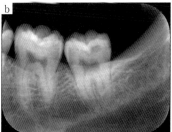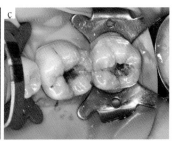

図1　左下第一・第二大臼歯に対する齲蝕除去
a.(術前)齲蝕および破折した暫間修復物を認める. b.(エックス線写真)象牙質部に明瞭な透過像が生じている. c.(旧修復物と感染歯質表層部を除去)明確な感染歯質等を一通り除去した状態. このあたりから切削感を鑑みて検知液の使用を検討する.

表1 齲蝕象牙質の諸層

Furrer の旧分類	多菌層	寡菌層	先駆菌層	混濁層	透明層	生活反応層	正常層
外観による分類	変色層			（混濁層）	透明層	弱透明層	正常層
特性による分類	齲蝕象牙質の感染層（外層, 第一層）caries infected dentin			齲蝕象牙質の無菌層（内層, 第二層）caries affected dentin			正常層
構造 象牙細管内結晶	ほとんどなし			サイコロ状の大結晶に転化	顆粒・小板状結晶が沈着		なし
構造 象牙芽細胞突起	消失			滑沢柱状	孔・凹みあり	小孔・凹みあり	滑沢柱状
構造 有機基質 分子間架橋	コラーゲンの分子間架橋体破壊			分子間架橋体が前駆体に移行			架橋体正常
構造 有機基質 横紋構造	コラーゲン線維の横紋消失			コラーゲン線維の横紋残存			横紋正常
構造 無機基質 結晶形状	著しく脱灰, 顆粒状			中間的に脱灰, 小板状			小板状
構造 無機基質 結晶配列	不規則に散在			コラーゲンに付着して周期配列			周期配列
構造 細菌感染	あり			なし			なし
生活反応 再石灰化	不能			可能			―
生活反応 痛覚	なし			あり			あり
診断 染色性	齲蝕検知液に可染			齲蝕検知液に不染			不染

（文献 1) より引用)

治療中

保存修復

❸ 詳細な説明について

　除去すべき歯質量を予測するためには，感染歯質の性質をしっかりと認識しておく必要があります．殺菌効果や再石灰化能を有する材料の応用で切削除去を避ける術式も存在するものの，基本的に感染歯質は完全に除去することが第一選択です．教科書的には齲蝕象牙質の感染層，外層，第一層として分類されています[1]（表1）．感染歯質では有機質・無機質構造の破壊が生じています．それに伴い色素侵入による変色，硬さの低下，およびエックス線透過性の亢進が起きるため，これらを指標として感染歯質の量が推測可能です．齲蝕の発生部位によって異なりますが，感染歯質の範囲はエックス線写真における透過像よりも一回り大きくなります（図1）．この診断の際に，麻酔応用の有無や，患者への抜髄リスク説明などを検討するとスムーズな診療が可能となります．

　診断を終えたら除去を行います．齲蝕検知液は，感染歯質の選択的染色により，歯質の保存を図ることができる，非常に有用な器材です．しかし，塗布面表層の感染歯質しか染色されないことには注意が必要です．感染歯質の表層部は著しく硬さが低下しています．探針等で軽く圧を加えると容易に沈み込むような歯質は，検知液を用いるまでもなく除去対象です．除去の際に回転切削器具を用いる場合は，3,000 rpm 以下程度の低速・軽圧による無注水での応用をおすすめします．注水切削は，歯髄への熱刺激低減には有用ですが，感染歯質の鑑別に非常に有益である切削片を散逸させます．湿った切削片がバー刃部にこびりつく状態ならば感染歯質であり，乾燥した粉状の削片になり始めたら非感染歯質に近接した指標となります（図2）．このタイミングで検知液を使用することで，効率的な齲蝕除去が行えます．また，露髄が怖くて思い切った除去操作ができないという声もよく聞かれます．そんな時はエナメル・象牙境など，歯髄から距離があり，露髄リスクの低い場所の感染歯質から優先的

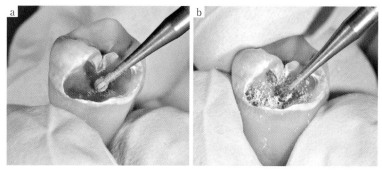

図 2　無注水切削時のバー先端
a.（切削片がこびりつく状態）：湿った切削片が付着する．b.（切削片が粉状の状態）：切削片は乾いた粉状であり，バーにはあまり付着しない．

に除去していき，齲蝕の概形を把握しましょう．

　齲蝕の除去は基本中の基本となる手技です．感染歯質の性質や使用器材の用法を今一度確認し，効率的かつ的確な処置方法を身につけてください．臨床で対応する頻度が高い処置であるため，手技の上達は患者術者双方に大変有益な結果をもたらすことでしょう．

（前野雅彦）

■文献
1）田上順次，奈良陽一郎，山本一世ほか：第五版　保存修復学21，永末書店，京都，32，2017．

23 齲蝕により抜髄を始めました．今日どこまでやらなければいけないでしょうか．
（複根管，彎曲根管などで時間のかかる抜髄への対応）

A 今日どこまでやるかは，局所麻酔の効き具合，症例の難易度，診療時間により異なります．処置中に判断するのではなく，事前に問診，口腔内診査，画像所見，診療時間からある程度決めておくようにします．

❶ 抜髄初回にどこまでやるか

　抜髄は，理想的には初回で歯髄組織をすべて除去します．保険診療でも，局所麻酔の費用は初回の抜髄時のみ算定可能であり，以降は算定できません．しかし，実際は中断し次回に再開せざるを得ないことがよくあります．保険診療では歯種により抜髄の点数は同じですが，患歯や患者の状態はまちまちで，症例により難易度が異なるからです．もちろん，術者の力量も影響します．局所麻酔が効きづらそうな症例，処置に時間がかかりそうな症例は，無理に抜髄の完了を目指さずに，図1に示すいずれかまで行うのが良いでしょう．

　齲蝕や歯冠破折といった歯冠部からの感染が原因の歯髄炎では，歯冠部の歯髄のみ除去するだけでも，抜髄と同程度に疼痛が消退することが報告されています[1]．術後疼痛のもとになるので，探針や根管形成器具を根管内に挿入しないようにします（図2）．つまり，あれこれ試みたうえに諦めるのではなく，余計な刺激は加えずに，歯冠部の歯髄のみ除去すると早々に決定するのがコツです．また，ラバーダム装着，緊密な仮封により，さらなる汚染を予防するのも必須です．

　麻酔の効きが悪く露髄に至らない場合は，窩洞内に固く絞ったカンファーカルボール（CC）綿球を置き，緊密に仮封します．次回には必ず麻酔がよく効くようになります．

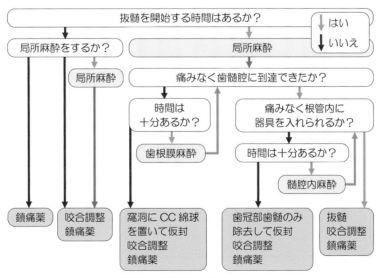

図1　抜髄初回のプロトコール

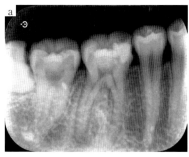 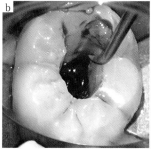 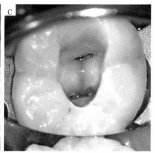

図2a：25歳女性，下顎右側第一大臼歯の強い自発痛で急患来院．長い歯根，しっかりとした骨からも局所麻酔が効きづらいことが想像されたため，着手前から根管内に器具は挿入せず歯冠部の歯髄除去にとどめると決めた．
図2b：髄室の歯髄をエキスカにて除去．
図2c：髄室の歯髄を除去後，根管からの出血は止まっている．この後髄室に乾燥綿球を置き，グラスアイオノマーセメントにて仮封した．

表1　抜髄前に考慮すべきポイント

見どころ	抜髄の妨げになる要因	起こりやすいトラブル				
		麻酔の効きが悪い	髄腔開拡での穿孔	器具破折	ステップレッジ	見づらい器具が入れづらい
術者側	時間が不十分					
	痛みが強い	○				
問診	「今までも効きが悪いことが多かった」	○				
	顎堤の幅径が広い（＝骨が厚い）	○				
	付着歯肉が少ない	○				
口腔内所見	歯冠が大きい（＝根が長い）	○			○	
	口腔内に齲蝕や修復物が少ない（＝歯が硬い）			○	○	○
	開口量が小さい，口唇の伸びが悪い					○
	上行性歯髄炎	○	○			
	骨が厚い，緻密	○				
	歯根が長い	○			○	○
画像所見	髄室の狭窄が強い		○			
	歯髄結石がある		○			
	根管の狭窄が強い			○	○	
	根管の湾曲が強い			○	○	

処置の時間がない場合でも，局所麻酔をして鎮痛薬を内服するだけでも，痛みが消退することが報告されています[2]．また，鎮痛剤の投与のみで終了する場合は，たとえエビデンスに基づいた適切な行為であっても，患者は「こんなに痛いのに何もしてくれなかった」と思いがちです．なぜ処置をしないのかを説明し，理解を得ます．患者の苦痛へのいたわりの言葉を添えて次回の予約をとり，患者を安心させましょう．

❷ 事前に考慮すべきポイント

学生時代の臨床実習や研修医時代の診療では，万全の準備をして臨むことが求められました．例えば，深い齲蝕の治療が予定されているとします．真面目な先生ほど，レジン充填で済む場合，覆髄する場合，抜髄になる場合を想定し，必要な器材をすべて用意しておくでしょう．もちろん，準備不足は論外で，準備をし過ぎることが悪いというのではないのですが，混乱を招くのもまた事実です．

「今日はどこまでやるか」は，「今日はこれ以上はしない」という事でもあります．「やること」以上に「やらないこと」を着手前にある程度決めておくことは，処置を進めるうえで非常に有利になります．余分な予習をしなくて済み，余計な器材の準備が不要になり，術者の頭の中もブラケットテーブルの上もスッキリし治療に集中できるようになり，治療時間をオーバーすることもなくなるからです．

臨床では，やみくもな真面目さよりも，的確な診断力が求められます．事前に判断する際のチェックポイントを，**表1**に示します．局所麻酔の効きが悪いことが予想される場合は，処置前に鎮痛剤を服用してもらうのも効果的です．

（和達礼子）

治療中

歯内療法

■文献

1) Hasselgren G, C Reit：Emergency pulpotomy：pain relieving effect with and without the use of sedative dressings, J Endod, 15：254-256, 1989.
2) Sebastian R, Drum M, Reader A, et al.：What is the effect of no endodontic debridement on postoperative pain for symptomatic teeth with pulpal necrosis?, J Endod, 42：378-382, 2016.

Q 齲蝕が深く，IPC の適応と判断しました．齲蝕の除去はどこまでやれば良いですか．

A 齲蝕感染象牙質の切削除去を続けると，露髄のリスクがあると主観的に判断した時点で，感染象牙質を残したまま切削をストップします．

❶ IPC（暫間的間接覆髄法）

IPC は通称で，学術的には「暫間的間接覆髄法」です．現在「歯髄温存療法（188点）」として保険収載されています．

❷ IPC の臨床的有用性

露髄を防げるので，抜髄を避けることができます．残した齲蝕感染象牙質に水酸化カルシウム製剤を貼付することで，感染象牙質の無菌化と再石灰化をうながします．また，術後3から6カ月で歯髄腔内に第三象牙質（修復象牙質）が新生添加されます（図1）．

❸ IPC の適応症

臨床的に健康な歯髄，または歯髄炎が認められても可逆性・一過性であることが前提です．自発痛やその既往がある場合は適応とならないので注意してください．また，齲窩と歯髄の間が近接している場合，そこに象牙質が介在していることが要件です．エックス線検査で齲蝕が歯髄に近接している場合，実際の齲蝕病変はエックス検査で認められるより進行している場合が多くあります．この場合，齲蝕感染象牙質をすべて切削除去しようとすると，露髄の危険性が非常に高まり，結果的に抜髄を選択せざるを得なくなります．このような症例がIPC の適応症です．対象年齢層は，学童期，青年期，壮年期ですが，中・高齢期におけるIPC の有用性を否定するものではありません．

❹ 臨床のポイント

・生活歯で自発痛やその既往がないこと，また覆髄後に長期にわたり確実な仮封ができる窩洞であることも重要な条件です（図2）．

・エックス線検査で，齲窩と歯髄の間に象牙質が介在することを確認します．

・麻酔を使用するか否かは術者の判断に委ねます．患者の意向も確認します．

・術野はラバーダム（困難な場合は簡易防湿）で，清潔に保ちます．

・齲蝕感染象牙質の切削除去は，鋭利な**スプーンエキスカベータ**または低回転（回転が目で追えるほどの低速）のラウンドバーで行います．象牙質の硬さを触知しながら，慎重に切削を進めるには，スプーンエキスカベータの使用が勧められます．

・感染象牙質の除去は露髄させないよう細心の注意を払って行い，最終的に**歯髄に近接する部位の齲蝕感染象牙質**だけを残します．覆髄後に長期にわたり確実な仮封を行うため，窩洞の入り口とこれに続く側壁の感染象牙質は完全に除去します（図3）．

・切削をストップしたら，痛みを与えないよう水洗乾燥しますが，この時，検知液の色が残っていても次のステップに進んでかまいません．

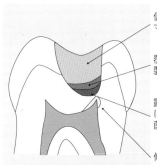

仮封は充塡用グラスアイオノ
マーなどで確実に

覆髄には水酸化カルシウム
製剤 (Dycal, Dentsply/Caulk)

露髄を避けるために意図的
に残した齲蝕感染象牙質の無
菌化・再石灰化

修復(第三)象牙質の添加

図1 IPC の概念図

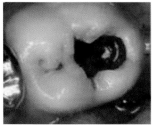

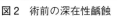

図2 術前の深在性齲蝕

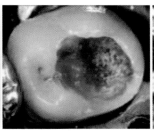

図3 齲窩の開拡：齲窩を長期間（3カ月にわたり）密封することが可能でなければならない.

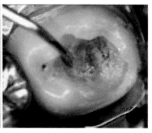

図4 エントリー時の検査：露出した感染象牙質が乾燥し，硬化していれば最終修復に移行する.

（図1〜4は文献1）より引用改変）

- 残した齲蝕感染象牙質面はすべて**覆髄剤（水酸化カルシウム製剤, Dycal®, Dentsply/Caulk）**で覆います. その時，覆髄剤が窩縁や側壁に付着しないよう注意します.
- **窩洞を確実に仮封**するために，窩洞前処理が不要な臼歯部**充塡用のグラスアイオノマーセメント**などを用います.
- **術直後**は，一過性の冷水痛や不快感（ズキズキではないがジーンとした感じ）が生じる場合があることを患者に説明しておきます. 必要に応じて鎮痛薬を処方するのも良いでしょう.
- **約1週間後**に，歯髄の生死を含め術後経過を確認します. 強い歯髄症状が持続している場合はすぐ抜髄に移行します.
- **3カ月以上経過後**に，自発痛，冷水痛，打診痛，根尖部に圧痛がないこと，また，電気歯髄検査により歯髄が生活していること，エックス線検査で根尖部に透過像が認められないことなどを確認します.
- 仮封を注意深く除去後，覆髄剤をスプーンエキスカベータなどで除去し，残置させた齲蝕感染象牙質を露出させます. 露出させた感染象牙質が乾燥していて，スプーンエキスカベータや探針で，硬くなっていることが確認できれば最終修復に移行します（**図4**).
- 露出した感染象牙質が乾燥・硬化していない場合，上記の操作を繰り返します. 操作を4回まで繰り返して効果がなければ歯内療法に移行します.

（桃井保子）

■文献

1) 日本歯科保存学会（編）：う蝕治療ガイドライン，第2版（詳細版），永末書店，京都，2015.（http://www.hozon.or.jp/member/publication/guideline/file/guideline_2015.pdf）

治療中

歯内治療

59

Q 抜髄の際に髄室に穿通し出血しましたが，根管口がわかりません．

A その出血は，歯冠部歯髄の取り残しによるものかもしれません．まずは，適切な開拡を行い，確実に歯冠部歯髄の除去を行いましょう．

① 臨床のポイント

　抜髄の際にようやく髄室まで穿通したものの，果たして本当に適切に髄室まで達しているのか，もしかすると髄床底あるいは側壁にパーフォレーション（穿孔）しているのではないかと，不安になってしまうことがよくあることでしょう．さらに髄室内から出血がみられると，根管口の探索どころか，その後どのように進めていっていいものか不安になってしまいます．

　髄室内の出血により根管口がわからないということですが，まずはしっかり天蓋を除去してから止血を行うことで，根管口の探索が容易になります．髄室内の出血の主な原因は，歯冠部歯髄の取り残しですが，パーフォレーションを起こした場合も出血が認められます．安全で確実に髄室への穿通を行うためには，まずは術前の診査が大変重要になります．

② まずは適切な診査から

1）術前診査

　髄室開拡に先立って，まずは患歯の歯髄腔の解剖学的形態を十分に理解しておく必要があります．一般的に歯髄腔はその歯の外形に類似していますが，臨床においては齲蝕や歯周疾患に罹患していることが多く，本来の歯髄腔の形態が変わっていることもあるので，適切に撮影された術前のエックス線写真（図1）によって，的確な読影をしておかなければなりません．読影の際には，次の点に留意しましょう．

　　（1）歯冠部においては，歯髄腔の大きさや形態，髄角の位置，齲蝕および修復物と髄室との関係等

　　（2）歯根部においては，歯根の本数，長さや太さ，彎曲の程度，根尖孔の大きさ，内部吸収および外部吸収の有無等

2）適切な髄室開拡

　髄室開拡の窩洞外形は，髄室の形態を大臼歯では咬合面に，前歯部では舌側に写しだしたものになります．安全かつ無菌的な処置を行うためには，ラバーダム防湿は必須な前処置になります．その後，感染歯質の除去を行い，抜髄を確実に行うために，髄室の十分な開拡を行います．窩洞外形からすべての根管口が直視でき，ファイル等が根管に直接到達できるよう，髄室の側壁を丁寧に削除し，さらに天蓋および髄角の取り残しがないようにします（図2）．

　歯冠部歯髄の確実な除去には，適切な開拡が大変重要になります．天蓋や髄角を取り残しておくと，歯冠部歯髄の一部が髄腔内に残存し，その歯髄から出血が続いてしまい，髄床底を確認することが困難になり，根管口の明示ができなくなってしまいます．

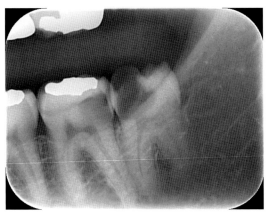

図1　適切に撮影された術前のエックス線写真

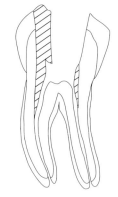

図2　髄室開拡（斜線部はバーを用い，完全に除去をする）

3) 歯冠部歯髄の除去

適切な髄室開拡を行った後に，歯冠部歯髄の除去を行います．スプーンエキスカベータを使用して，また最近では超音波装置を応用し，歯冠部歯髄をしっかり除去し，髄室内を次亜塩素酸ナトリウム液で十分に洗浄します．通常は，これで出血は止まり，根管口の明示を容易に行うことができます．

❸ それでも出血が治まらなかったら…

歯冠部歯髄の除去を確実に行っても，まだ出血がみられる場合は，以下の理由が考えられます．

1) 髄床底あるいは側壁へのパーフォレーション（穿孔）

パーフォレーションを起こしてしまった場合，慌てることなく，その部位や大きさなど，病態を的確に診断し，可及的に迅速にかつ確実なパーフォレーション部の封鎖を行う必要があります．

2) 太い根尖孔（根未完成歯）

適切な髄室開拡を行っても，根尖孔が太い場合，根管からの出血がコントロールできないことがあります．その場合にも，可及的に歯髄組織を除去し，次亜塩素酸ナトリウム液で髄室内，さらには根管内をしっかり洗浄します．超音波装置を使用して，選択的に歯髄組織を除去することも有効です．根気よく次亜塩素酸ナトリウム液洗浄を繰り返すことにより，出血を止めることができます．

（紙本　篤）

■参考文献

(1) Kenneth MH, et al：Cohen's Pathways of the Pulp, 10th ed, Mosby, St. Louis, 2011.

(2) 興地隆史，須田英明，中村　洋：エンドドンティクス 第4版，永末書店，京都，2015.

(3) 石井　宏：世界水準の臨床歯内療法，医歯薬出版，東京，2015.

治療中

歯内療法

根管長を EMR で測定していますが,反応が不安定です.
どうしたら良いですか.

 それは,電気的根管長測定器の使用方法が誤っているかもしれません.電気
的根管長測定器の原理を知り,正しい使用方法を学びましょう.

① 臨床のポイント

　根管治療を行う際は,根管長の測定および作業長の決定が,根管治療の予後を左右するため大変重要な手順になります.近年,正確な根管長を測定するため,電気的根管長測定器を使用する方法が第一選択となっていますが,正しい使用法を知っていますか?

　電気的根管長測定器の反応が不安定となる主な原因は,歯冠部周囲組織への測定電流のリーク(漏電)です.このリークを防ぐことで,測定の安定性が格段と上昇します.

　電気的根管長測定器の原理を十分理解することで正しい使用法をマスターし,測定時の環境を整えることで正確な作業長を測定しましょう.

② 正しい使用法をマスターしましょう.

1) 電気的根管長測定器の原理

　電気的根管長測定器 (図1) は,口腔粘膜と根管内に挿入したファイル間のインピーダンス(電気抵抗値)を測定するもので,正確な測定には,根管内における電気応答について十分な理解が必要です.ファイル先端が歯根表面に達した時,年齢,歯種に関わりなく,ほぼ一定の電気抵抗値を示すことを利用することで,根尖の位置を探索し,結果として作業長を測定しています.

2) リークを防ぐ

　電気的根管長測定器を用いて,正確な作業長を測定するには,歯冠部周囲組織へリークの防止が最も重要です.根管内を湿潤状態に保ち測定する必要性があることから,次亜塩素酸ナトリウム液等の根管洗浄液を使用しますが,髄腔内に根管洗浄液を満たすことで歯冠部周囲組織へのリークが起きやすくなり,反応が不安定になってしまいます.歯冠部歯質の崩壊がある場合は,隔壁を施すなど,周囲組織へのリークを防ぎ,ラバーダム防湿下で電気的根管長測定器を使用する事が大切です.また,根管内の洗浄液も髄腔いっぱいまで満たすことなく,根管口付近までに留めて使用しましょう.

③ それでも不安定だったら…

　歯冠部周囲組織へリークを防ぎ,測定時の環境を整えても,電気的根管長測定器の反応が不安定なこともあります.その理由として,以下のことが考えられます.

1) 太い根尖孔や根尖孔の破壊

　電気的根管長測定器は,インピーダンス測定器であるため,根管形態や根管内の環境によっても測定値に誤差が生じることがあります.太い根管や根尖孔が破壊されているような場合,太い根管や根尖孔に適合した太めのファイルを使用し測定することで,より安定して

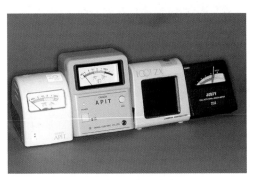

図1　電気的根管長測定器

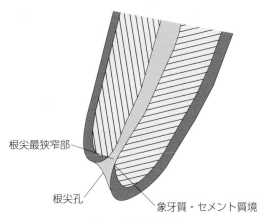

図2　根尖最狭窄部

根尖最狭窄部

根尖孔

象牙質・セメント質境

測定できます.

2) 根管内容液の種類

　測定時に根管内に満たされている根管洗浄液の通電性が悪いと測定値に誤差が出やすいので, 通電性の高い次亜塩素酸ナトリウム液を使用し, 根管内の環境を整え, 測定することが大切です.

3) 根管内での穿孔

　根管内での穿孔は, 根管系と歯周組織の人工的な交通であるため, この穿孔部付近では, 根尖の指示値と近い値を示したり, 測定値が不安定になります.

❹ 適切な作業長とは？

　根管治療における適切な作業長は, 一般的に根尖部の根尖最狭窄部 (**図2**) までが望ましいとされています. この部位は, 根管内組織と根尖周囲組織の境界いわゆる象牙質・セメント質境と考えられています. 電気的根管長測定器は, 自動的に作業長を測定する装置ではなく, 根尖部のインピーダンスを測定する装置であるため, 実際には誤差を生じることを頭に入れておかなければなりません. そのようなことから, 電気的根管長測定器の補足としてエックス線写真を利用し, 最終的に作業長を決定することが非常に大切となります.

（紙本　篤）

■参考文献

(1) Kenneth MH, et al：Cohen's Pathways of the Pulp, 10th ed, Mosby, St. Louis, 2011.
(2) 興地隆史, 須田英明, 中村　洋：エンドドンティクス 第4版, 永末書店, 京都, 2015.
(3) 石井　宏：世界水準の臨床歯内療法, 医歯薬出版, 東京, 2015.
(4) Kim Y-JA, Chandler NP：Determination of working length for teeth with wide or immature apices：a review, Int Endod J, 46：483-491, 2013.
(5) Ahmed HM：Anatomical challenges,electronic working length determination and current developments in root canal preparation of primary molar teeth, Int Endod J, 46：1011-1022, 2013.

歯冠が崩壊しておりラバーダム装着できません.

 歯内療法においてラバーダム装着ができない歯は，保存不可能と診断されます．隔壁を作製し，ラバーダム装着ができる状態にしましょう.

① 臨床のポイント

　歯内療法においては，診査ののち予後判定を行いますが，根尖病変の大きさだけではなく残存歯質量も予後に大きく関係しています．よって，感染歯質を除去しどのくらいの健全な歯質が残っているのかよく観察しましょう．基本的にラバーダム装着ができないような歯は根管治療を行うことができませんので，保存不可能と診断されます.

　歯冠崩壊している歯をラバーダム装着できるようにするには，以下のような方法があります．1) 隔壁作製，2) 歯冠長延長術 (クラウンレングスニング)，3) 矯正的挺出 (エクストルージョン)

② 概略的なことについての説明

　まず，歯冠部感染歯質を齲蝕検知液などを用い可視化し，徹底的に除去しましょう．その際，できるだけ歯肉を傷つけないように注意します．もし歯肉から出血している場合は止血剤を用い完全に止血します．歯肉溝へ圧排糸を挿入することができる場合は，隔壁作製が可能です．翻って考えると，隔壁作製ができないような歯は保存不可能と考えた方が良いでしょう．浸潤麻酔下でルートプレーニングを行うだけでも歯冠部健全歯質を獲得できることもあります.

1) 隔壁作製

　最も一般的な方法です．圧排糸を歯肉溝に挿入し，歯肉を少し下げ，接着操作が行える状態にしフロアブルレジンを築盛していきます.

2) 歯冠長延長術 (クラウンレングスニング)

　外科的に歯肉と骨を削除し，歯肉縁を根尖側に移動する方法です．しかしこの術式の適応は，前歯または小臼歯，すなわち骨を削除しても分岐部が露出しない歯に限られます．そしてクラウン歯根比が1：2よりあまり大きく変化しないことが望ましいでしょう.

3) 矯正的挺出 (エクストルージョン)

　根尖病変が大きくない場合は，矯正的挺出も可能です．しかしこれも歯冠長延長術と同様適応に限りがあります．すなわち単根歯に限られます．そして，挺出後歯周靭帯を切除したり保定期間が必要など，治療に時間がかかります.

　歯冠長延長術と矯正的挺出は，隣在歯の状況やクラウン歯根比なども考慮する必要があるので今回は隔壁の説明だけにします.

③ 隔壁作製

　隔壁作製のポイントは，防湿と確実な接着操作です．以下ステップをご紹介します.

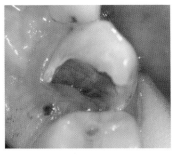

図1 術前

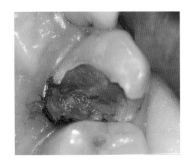

図2 歯肉切除後

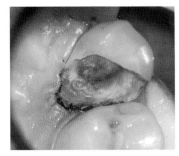

図3 圧排糸挿入

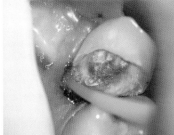

図4 接着ステップ

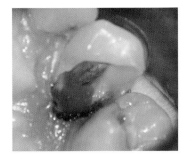

図5 マトリックスの設置

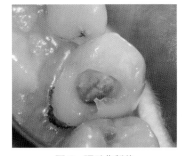

図6 隔壁作製後

①術前，一部歯肉縁下に齲蝕を認めラバーダム防湿しても確実に防湿ができない状態です（図1）．

②浸潤麻酔を行い，電気メスで歯肉切除を行います（図2）．

③歯肉切除を行ったのち，歯肉溝に圧排糸を挿入します（図3）．

④確実な接着操作を行います．2ステップ型のボンディング材が望ましいでしょう（図4）．

⑤可能であればマトリックスを使用し，フロアブルレジンで隔壁を作製していきます（図5）．

⑥隔壁作製後．この状態であれば簡単にラバーダム装着を行うことができます（図6）．

　歯内療法におけるすべての処置は，ラバーダム防湿下で行わなければなりません．成功率を高めるためにも，正しいラバーダム装着を行うよう，こころがけましょう．

（天川由美子）

■参考文献
(1) 宮崎真至, 阿部　修, 天川由美子ほか：ラバーダム法, 医歯薬出版, 東京, 2017.

治療中

歯内療法

Q ガッタパーチャポイントの除去ができません．

A ガッタパーチャポイントを除去するために開発された様々な器具があります．自分に合った器具を選択し，組み合わせて使用することで効率を上げられます．

❶ 臨床のポイント

　ガッタパーチャポイントの除去は誰にとっても決して簡単ではありません．これを使えば一発解決という器具や方法も残念ながらまだ存在しません．さらに研究では，ガッタパーチャポイントを根管内から完全に除去することは不可能であることが示されています[1]．

　しかし，根尖病変の原因（感染源）となっているガッタパーチャポイントは，それを可能な限り除去しなければ治癒を期待することもできません．そのため，ハンドファイルや超音波ファイルを使用することはもちろんのこと，その他にガッタパーチャポイント除去用としての様々な専用器具が開発されているため，そうした器具の応用も考慮する必要があるでしょう．一つの方法だけで除去するよりも，いくつかの方法を組み合わせたハイブリッドテクニックの方が，より効率的にガッタパーチャポイントが除去可能であるとされています[1]．

　理想的には根管内からガッタパーチャポイントを一塊で取り除きたいところですが，そう簡単にはいきません．ガッタパーチャポイントをできるだけ根管内に残さないためには，原則的に溶剤は使用せずに除去します．溶剤を使用すると，溶けた感染性のガッタパーチャポイントがフィンやイスムス，あるいは側枝に入り込み，それを除去することがさらに困難になると共に，表面に張り付いて根管洗浄の効果を妨げてしまうからです．どうしても必要な場合には，クロロホルムのような毒性が報告されているものは避け，多少溶解能力が低いとしても，できるだけ組織為害性の低い材料（ユーカリなど）を選択することが得策でしょう．どうしても除去できない根尖部の根管壁にこびりついたガッタパーチャポイントを除去する際に，最終段階で溶剤を使用することは臨床的に必要な場合があり，有効でもあります．しかし，その場合には徹底した根管洗浄を行う必要があります．

　治療において大切なことは，術前に根管充填材の位置，緊密性，そして根管の湾曲度等を良く診査し，どこまでを何を使用して除去するのが最も安全なのか等をよく検討し，状況を把握したうえで処置に入ることです（図1）．

❷ ガッタパーチャポイント除去用として開発された各種器具

　器具は大きく分けて3種類存在します．一つ目は手用インスツルメント，二つ目は超音波の各種チップ，そして三番目にエンドモーター用の各種ロータリーファイルです．現在，わが国で販売されている器具の一部を以下に紹介します．

1) ガッタパーチャポイント除去に有効な手用インスツルメント

（1）GPリムーバー スピア〈(株)YDM製造販売，(株)モリタ発売〉

（2）OKマイクロエキスカ（株式会社背戸製作所 図2右）

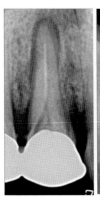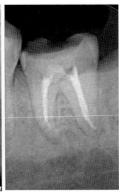

図1 （左側）：根管充填材は細くシングルポイントのようであり，根尖から3mm程度のアンダーである．歯根はほぼ垂直である．頰舌的な湾曲はデンタルでは不明であるが，根管充填材除去の難易度は高くないと予想される．ハンドのHファイルを咬み込ませることや，ロータリーファイルのよって容易に除去可能であると思われる．実際の臨床においてもハンドのHファイルで容易に除去された．

（右側）：左側と比較すると根管充填材は厚く，緊密に充填されているように見える．近心根は根尖から約3mm程度アンダーであり，その部位に湾曲が認められることから，ステップ等の存在が疑われる．遠心根は根尖部まで根管充填材が入っているが，やはり根尖部約3mm程度で湾曲が認められる．近遠心根共に根尖部の湾曲部手前までは超音波やロータリーファイルでのおおざっぱなガッタパーチャポイント除去が可能と思われるが，湾曲部の手前からはハンドファイルによる慎重な除去と根管の探索，そして根尖孔の穿通操作が求められる症例である．

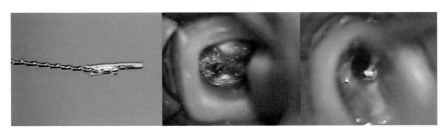

図2 各種ガッタパーチャポイント除去器具の実際

（左）：ハンドのHファイルで根尖部のメインポイントを一塊で除去できた症例．
（中央）：ガッタパーチャポイント除去用ロータリーファイルでのおおざっぱな除去時，ガッタパーチャポイントの中央に押し込むようにファイルを進める．
（右）：根管壁にこびりついたガッタパーチャポイントのマイクロエキスカベーターによる除去．単にガッタパーチャポイントに引っかけて掻き上げる操作よりも，骨膜剝離子で骨膜をはがす時のように，一度ガッタパーチャポイントと根管壁の間ににエキスカベーターを押し込むように入れ，ガッタパーチャポイントを根管壁からはがしてから除去すると除去しやすい．

(3) ガッタパーチャリムーバー ELES 18/30 PEEK, EGPR L/R 30 PEEK（右・左），EGPR U/D 30 PEEK（上・下），（コーラー社製 明南歯科貿易（株）販売）

(4) ガッタパーチャリムーバー ELES（ハーツェル社製 明南歯科貿易（株）販売）

2) ガッタパーチャポイント除去用超音波チップ

(1) バリオスチップE7：短い根管用，E8：長い根管用（ナカニシ）

(2) スプラソンP-MAX用チップ エンドサクセスチップ ET-20（サテレック社：白水貿易販売）

(3) ソルフィー用超音波用エンドファイル・ダイヤファイル（マニー製造販売，（株）モリタ発売）

3) ガッタパーチャポイント除去用ロータリーファイル

(1) Protaper Universal Retreatment File D1-D3（デンツプライシロナ）

(2) D Race #30/10, #25/4（FKG：白水貿易販売）

(3) GPR ガッタパーチャリムーバー（マニー製造販売，（株）モリタ発売）

(4) デントクラフト GPX（Dentcraf：ヨシダ販売）

③ ガッタパーチャポイント除去の実際

　例えば**図1（左側）**の右上4は，シングルポイントのような細いガッタパーチャポイントがアンダーな位置で充塡されています．根管は直線的ですから，このような症例ではハンドのHファイルを挿入して咬ませることで一気に除去できる可能性があります（**図2**）．一方，**図1（右側）**のような左下7に関しては，割と緊密に根管充塡がなされていることから上部のガッタパーチャポイントを超音波やロータリーファイルで除去するのが効率的でしょう（**図2**）．しかし，近心根は根尖部1/3付近で湾曲し，そこでガッタパーチャポイントが止まっています．つまり，その付近にステップ等がある可能性を疑って対応しなければなりません．そのため，ガッタパーチャポイント先端部の手前付近からはハンドファイルで慎重にガッタパーチャポイントを除去しつつ根管を探索する必要があります．

　遠心根は根尖部まで根管充塡がなされており，根尖部には湾曲があるため，やはりその周辺の根管壁を傷つけないよう，慎重に操作する必要があります．根尖孔部のガッタパーチャポイントまでを超音波やロータリーファイルで除去しようとしてはいけません．それをするとジップやレッジの形成やガッタパーチャポイントの押し出し，さらに根尖孔を破壊するリスクが高くなります．あくまでも根尖孔から数mm手前までのシンプルな根管内をおおざっぱに除去し，根尖部のガッタパーチャポイント除去には，ハンドファイルを使用して行うことが安全な治療に繋がります．

　根尖部の根管壁にこびりついたガッタパーチャポイント等，どうしても除去されにくい場合には，可能であればマイクロスコープ下においてスピアやマイクロエキスカで除去を試み（**図2**），それでも取れてこない場合は最終段階で溶剤を使用し，超音波ファイル等で溶かし去る方法を取る場合もあります．

　その他の応用として，根管充塡用のヒートソースで軟化させて除去する方法や，根管壁に残存したガッタパーチャポイントの除去に対してX-P Endo Shaper, finisher（FKG：白水貿易販売）やGF finisher（Medic NRG：フォレストワン販売）等の立体的ファイルの回転運動を伴う器具を応用することも選択肢の一つかもしれません．いずれにしても，その器具や材料の特性をよく学び，知り尽くしたうえで選択すること，そして安全性に十分配慮した使用方法で応用することが重要です．

④ まとめ

・溶剤は，溶けたガッタパーチャポイントにより根管洗浄の質が低下すると共にイスムスやフィンに流れ込むため，できる限り使用しない．

・根尖孔付近はロータリーファイルや超音波ファイルを使用せず，ハンドファイルで慎重に除去する．ガッタパーチャポイントを押し出さないように注意する．

（阿部　修）

■文献

1) Rossi-Fedele G, Ahmed HM：Assessment of root canal filling removal effectiveness using micro-computed tomography：A systematic review. J Endod, 43：520-526, 2017.

Q29 根管拡大をしているとすぐに目詰まりしてなかなか進みません.

A 根管上部の事前拡大と再帰ファイリングを組み合わせた根管洗浄を頻回に行うことによって, 切削片の目詰まりやその溢出による術後の不快症状が予防されます.

① 臨床のポイント

　根管拡大中の目詰まりは, ファイリングによってできる象牙質切削片が根尖部に押し込まれることで生じます. その切削片は多くの場合に感染性であり, 一部は根尖孔外へと溢出するため, 術後の疼痛や不快症状につながることも示されています[1]. 一度目詰まりを起こすと, そのリカバリーは簡単ではありませんし, ファイルを大きく回転させて押し込むというような無理なファイル操作では, すぐにステップを作るリスクが生じてしまいます.

　切削片の根尖部への貯留やその溢出を防ぐために, また同時に切削片中の細菌や操作中のファイル自体の消毒, さらにファイルと根管壁の潤滑剤としての役割を持たせるために, 根管拡大中は常に十分な量の次亜塩素酸ナトリウム液を根管内に満たした状態で操作することが有効とされています[2]. また, 根管洗浄の効果を高めるために根管口付近の事前拡大 (プリフレアリング：**図1**) を行い, ファイルと根管壁の間に切削片や薬剤が流れるスペースを作ること, そして数回のファイリング後, またはファイル交換の度に, その都度必ず次亜塩素酸ナトリウム液による根管洗浄と10号程度の細いファイルによる再帰ファイリングを省くことなく繰り返すことにより, 目詰まりを予防することができます. このような基本操作を何よりも大切に, 確実に行いましょう.

② 根管口部の事前拡大の有効性

　挿入したファイルと根管壁の間に隙間がないようなタイトな状態でファイルを出し入れするならば, 切削片は容赦なく根尖部に押し込まれてしまいます. NiTiロータリーファイルによる根管拡大形成テクニックにおいて重要とされているのが, 根管口部のプリフレアリング

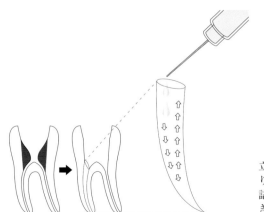

図1　根管口部の事前拡大の有効性
　エンド三角を除去してストレートラインアクセスを確立すると, 根管口側から漏斗状の空間ができることにより, 根管洗浄液が根尖側に流れやすくなることから, 目詰まりの原因となる切削片を効率良く洗い流すことができると共に根管洗浄効果が高まる.

（図1）とグライドパスの確立ですが，それは根管の上部から拡大形成を開始し，漏斗状形態を付与しながら，根管中央部，そして根尖部へと下方に向けて拡大を進める方法です．これを一般にクラウンダウンテクニックと呼びますが，それによって治療中の作業長の変化が少なくなることや，漏斗状形態によって根管洗浄剤が根尖部に到達しやすくなり，根管洗浄効果が高まることが示されています．グライドパスとは同様に根管内の事前拡大のことです．具体的には15号程度のハンドファイルを回転させることなくスムーズに根尖孔まで到達できる空間を作る操作で[3,4]，NiTiロータリーファイルを安全に使用するために必須の操作とされています．共に，根管に挿入するファイルとその周囲に空間を持たせることにより，ファイルが根管壁と咬み込むことや，ジップやレッジの形成，そして切削片溢出による不快症状を予防することにつながります[5~7]．

　ハンドファイルでの根管拡大においても，この考え方を踏襲し，根管口付近のエンド三角を除去し，ストレートラインアクセスの確立を行いながら，つまり根管上部から徐々に根尖に向けて拡大を行った後で，切削片を効果的に除去しながら根尖部にファイルを到達させる方法が有効です．ちなみに，切削片の溢出は，NiTiロータリーファイルによる根管拡大よりもハンドファイルでの根管拡大の方が有意に多いことが明らかにされています[8,9]．つまり，ハンドファイルによる根管拡大時には，より一層そうしたリスクに注意して操作する必要があります（近年，エンド三角をできるだけ保存する根管拡大形成法についての新しい議論がありますが，本稿では従来の歯内療法における基本的考え方を解説しています）．

③ 目詰まりを起こしてしまった場合

　目詰まりのリカバリー方法として，スタンダードテクニックのようなものはありません．確実な方法も存在しませんが，臨床ではいくつかの対処法が考えられます．一つは穿通用ファイルとして販売されているコシの強いファイル（例：Cプラスファイル：デンツプライ

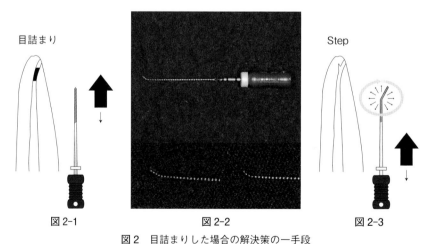

図2　目詰まりした場合の解決策の一手段

　1）Cプラスファイル等のコシのある10号ファイルを使用し，根尖方向にグッと押して引くという動作を行う（図2-1）．その際にファイルを回転させないことが重要（ステップ予防のため）．スティッキー感が得られたらそこに根管があることが多い．

　2）1の操作で開かない場合は，ステップの存在も考慮しつつファイル先端に図2-2のようなプレカーブを付与し，1と同様の操作を行う．ファイルは360度方向に少しずつ動かしながら探索する（図2-3）．それでも根管が見つからない場合には，先端プレカーブの角度を大きくしてトライする．

シロナ等）をEDTAゲルと共に使用することです．その際にはファイルを回転させず，強め
に押す操作で根管を探索します．目詰まりした切削片に食い込むとスティッキー感を得ます
ので，その感触が得られたらわずかな角度のウォッチワインディング操作を行いながら穿通
させます．筆者はまず10号から使用し，困難な場合には8号を使用します．なかなか穿通で
きない場合には，すでにステップができている可能性もありますので，その際にはファイル
先端にわずかなプレカーブ（図2）を付与して同様の操作を360度方向に少しずつ動かしなが
ら探索します．

　穿通ファイルでの解決が困難な場合，超音波ファイルでの穿通を試みますが，その際には
ステップやパーフォレーションを引き起こさないよう，さらに十分な注意が必要です．具体
的に10号か15号程度のファイルタイプの超音波チップを使用し，超音波のパワー設定はあ
くまでも弱く設定し，短時間（0.5秒程度）作動させて目詰まり部を崩すようなイメージです．
手技としては超音波を一瞬作動させた後に，穿通用のハンドファイルを前述の方法で使用し
て探索します．どうしても穿通できない場合は，無理をせず専門医への紹介も検討する必要
があるでしょう．感染源は本来の根管に存在しますので，根管ではない部分の象牙質を切削
し，意図的に穿通をしても感染源が除去されないため解決にはなりません．たとえ穿通でき
なくても無理に穿通しようとせず，開いたところまでの拡大と洗浄をしっかり行うことで，
術前に根尖病変がない場合にはその97.9％が治癒し，根尖病変がある場合においてもその
62.5％が治癒したという報告がなされています[10]．無理なファイル操作で解剖学的管形態を
壊してしまうと，その治療の成功率が低下することも示されていますので注意が必要です[11]．

（阿部　修）

■文献

1) Siqueira JF Jr.：Microbial causes of endodontic flare-ups, Int Endod J, 36：453-463, 2003.
2) Izu KH, Thomas SJ, Zhang P, et al.：Effectiveness of sodium hypochlorite in preventing inoculation of peri-apical tissues with contaminated patency filcs, J Endod, 30：92-94, 2004.
3) West JD：The endodontic glidepath："secret to rotary safety", Dent Today, 29：86-93, 2010.
4) Van der Vyver PJ：Creating a glide path for rotary NiTi instruments：part one, Endod Prac；40-43, 2011.
5) Berutti E, Negro AR, Lendini M, Pasqualini D：Influence of manual preflaring and torque on the failure rate of ProTaper rotary instruments, J Endod, 30：228-30, 2004.
6) Patiño PV, Biedma BM, Liébana CR, et al.：The influence of a manual glide path on the separation rate of NiTi rotary instruments, J Endod, 31：114-6, 2005.
7) Pasqualini D, Mollo L, Scotti N, et al.：Postoperative pain after manual and mechanical glide path: a randomized clinical trial, J Endod, 38：32-36, 2012.
8) Huang X, Ling J, Wei X, et al.：Quantitative evaluation of debris extruded apically by using ProTaper Universal Tulsa rotary system in endodontic retreatment, J Endod, 33：1102-1105, 2007.
9) Boijink D, Costa DD, Hoppe CB, et al.：Apically extruded debris in curved root canals using the waveone gold reciprocating and twisted file adaptive systems. J Endod, 44：1289-1292, 2018.
10) Akerbloom A, Hasselgren G：The prognosis for endodontic treatment of obliterated root canals, J Endod, 14：565-567, 1988.
11) Gorni FG, Gagliani MM：The outcome of endodontic retreatment：a 2-yr follow-up, J Endod, 30：1-4, 2004.

Q 歯内治療中ですが，排膿が続いています．保存できるのでしょうか．

A 排膿が続いている理由は大きく二つです．どこかに取り除けていない細菌感染がある．もしくはどこかに感染のルートがある．

● 臨床のポイント

　根管治療を適切に行っているにもかかわらず，根管内の排膿がとまらない，腫脹が消えない，というような症例では，二つの原因を考えます．

1) どこかに取り除けない細菌感染がある

　穿通して根管を十二分に拡大形成したつもりでも，根管系は複雑なため取り除けていない感染源が存在することがあります．マイクロスコープなどを用いて，見落としている根管がないか，イスムスの中は十二分にキレイになっているのか，根尖部のトランスポーテーションなどにより，本来の主根管に感染が残っていたりしないか，よく検討してください．

2) どこかに感染のルートがある

　歯根破折があると，根管内をいくらキレイにしても再感染をくりかえし，いつまでも排膿が止まらないことがあります（**図1**）．歯根破折の状態によりますが，予後はあまり良くないので，患者さんと今後の治療方針についてよく相談してください．

　歯周病が進行して患歯の周囲に深い歯周ポケットが存在するような症例（いわゆるエンドペリオ病変）では，歯周ポケットを通じて根尖孔からの感染を繰り返すことがあります．やはり予後はあまり良くありません．

❷ 排膿や腫脹が続く理由

1) 腫脹はすぐ消える

　「おかげさまで先生に治療していただき，翌日には腫れが引いてきました」と1回目の治療後に感謝されることがよくあります．しかし，根管治療を開始すると腫脹は速やかに消えるので安心してはいけません．根管内から感染源を徹底的に除去しておかないと，根管充塡後にまた腫脹してきます．

2) ニッケルチタンファイルを使っても根管壁の30%は触ることができない

　根管内は非常に複雑です．側枝やイスムスなどファイルの入らない部分もあります．しかし，主根管でさえファイルのあたらない根管壁が約30%もあるという報告があります[1]．この部分の感染除去は難しく，化学的洗浄で除去を試みます．

3) 側枝やイスムス内の感染は化学的洗浄法に頼らざるをえない

　根管内は生体の外と内の間に存在する特殊な空間です．この部分は生体の防御反応（血流など）が及ばないため，一旦感染させてしまうと生体が細菌を排除できない空間です．この空間内から細菌を取り除くことができるのは歯科医師だけです．しかし，十二分な根管拡大を行っても100%の細菌感染除去は難しく，側枝やイスムスを含めた器具の届かない部分に

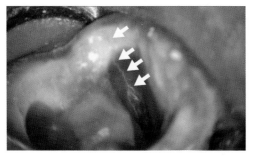

図1 根管内に見られた破折線
歯根表面まで破折（矢印）が進んで，深い歯周ポケットも伴っていると予後は極めて悪い．

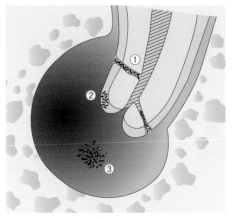

図2 取り除きにくい細菌感染
①側枝や根尖分岐内．②根尖病変内のセメント質．③根尖孔外のバイオフィルム．

存在する細菌には化学的洗浄で対応するしかありません．

4) 根尖孔外のバイオフィルム

適切な根管形成（根管拡大および根管洗浄）を行っても，根尖孔外のバイオフィルムについては除去することができません（**図2**）．根尖孔外のバイオフィルムが原因で排膿が止まらないような症例では外科的歯内療法の適応となります．

❸ 化学的洗浄について

化学的洗浄には次亜塩素酸ナトリウム液を使用しますが，劇薬であるため根尖孔外に溢出しないように，また口腔内に漏れたりしないように注意が必要です．次亜塩素酸ナトリウム液の効果は時間のファクターが効いてきますが，適切な根管拡大を行っていることも重要です．

側枝やイスムス，根尖分岐など最初からファイルが届かない部分に洗浄液を浸透させるためには，根管壁のスメア層を除去することも重要です．EDTA溶液を用いてスメア層を除去してから，次亜塩素酸ナトリウム液で細部まで洗浄するのが有効です．

また，最近では超音波，音波，レーザーなどの補助装置によって，その効果を高めようという研究も行われています．

❹ 根尖孔外の細菌感染への対応

根尖孔外の細菌感染（バイオフィルム）が存在する場合には，根管治療では排膿が止まらないことがあります．このような症例では外科的歯内療法の適応となります．顕微鏡を用いた外科的歯内療法（マイクロサージェリー）[2]により成功率の高い処置を行ってください．

（澤田則宏）

■文献

1) Peters OA：Current challenges and concepts in the preparation of root canal systems：a review, J Endod, 30：559-567, 2004.
2) Kim S, Kratchman S, Karabucak B, et al.：Microsurgery in endodontics, Hoboken, NJ：Wiley；2018.

クラウンの除去に時間がかかりすぎます.

 クラウンと支台歯の境界が明確になっていないのかもしれません. 分割は浅すぎても深すぎても上手くいきません. セメント層を確認し, できるだけクラウンだけを切断するように, 頬舌的に分割しましょう.

❶ 臨床のポイント

　日常臨床でクラウンを除去する機会は意外に多いものです. できるだけ短時間で行いたいところですが, 自分で装着したクラウンでない限り材質, 厚さ, 支台歯の状態などが明確に分かりません. そのためクラウン除去の際に入れるスリットが浅すぎて除去時に患者に過度の疼痛を生じたり, スリットが思いのほか深くなって支台歯を大きく傷つけてしまったりすることがあります. 再治療を行って歯を保存するためには, できるだけクラウンだけを切断して, その後の治療に影響を与えないようにすることが重要です[1].

❷ クラウンと支台歯の境界を明確に

　クラウン除去で重要なのはクラウンと支台歯の境界を見極めることです. そのためにはクラウンと支台築造体の材質を把握することが第一歩となります. メタルコアにメタルクラウンが装着されていたり, レジンコアにCAD/CAM冠が装着されている場合はこの境界を視認することが困難になります. 術前に口腔内所見およびエックス線検査で可能な限り当該歯の状態を確認することにより, 落ち着いて除去作業を行うことができます.

❸ 臨床操作

1) 支台歯の確認

　エックス線検査で支台歯が生活歯か失活歯か確認します. 失活歯の場合は支台築造材料を把握する必要があります. エックス線写真でポスト部を確認することにより, メタルコアなのかレジンコアなのかを判断することができます. クラウンの材料と支台築造体の材料が異なる場合はクラウンと支台歯の境界の見極めは比較的容易ですが, 同じような色調の材料で製作されている場合は切断時に注意深くセメント層を見極めることが重要となります.

2) クラウンの切断

（1）メタルクラウン／前装冠の場合

　切断にはクラウン除去用カーバイドバーを使用し, 頬舌的にスリットを入れます. 頬側面歯頸部から咬合面にかけてカーバイドバーにて切込みを入れ（図1）, 舌側面に達するまで切断し, 近遠心的に分割します（図2）. レジンコアの場合は色調を基準にクラウンだけを切断します. メタルコアの場合はセメントラインがクラウンと支台歯の境界になるので, これを見逃さないように切断作業を行う必要があります. この境界を見逃すと, 支台歯を大きく傷つけることになります. 切断が終了したらスリットに除去用ドライバーの先端を挿入し, 少しずつ捻転させながらセメント層を破壊します. スリット幅が拡大してクラウンの動揺が確認できたら, 回転幅を大きくしてクラウンを脱離させて除去します（図3, 4）. 除去しにくい

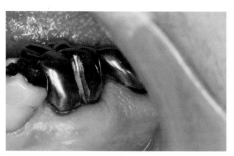

図1 頬側面にスリットを形成する。歯頸部が確実に切断されていることを確認する。

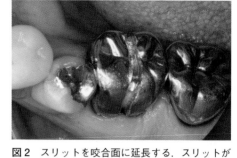

図2 スリットを咬合面に延長する。スリットが舌側面に到達していることを確認する。

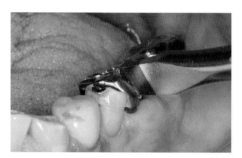

図3 スリットに除去用ドライバーの先端を挿入し、少しずつ回転運動を加えてクラウンを脱離させる。

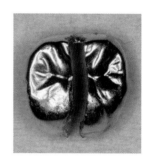

図4 除去したクラウン。舌側面まで切断されていることが確認できる。

場合はインレー・クラウンリムーバー®(YDM)を使用することもあります。

（2）セラミッククラウン／レジンクラウンの場合

ダイヤモンドポイントを使用して分割線を入れます。分割線の入れ方はメタルクラウンと同様です。ジルコニアクラウン以外、切断自体はメタルクラウンより簡単ですが、接着材としてレジンセメントを使用していることが多いので、境界の判定が難しいことがあります。また支台歯とクラウンが強固に接着している場合はクラウンが一塊では除去できず、いくつかの破折片として除去されることもあります。

④ マスター・テクニック

1）除去前に一手間かける

プロビジョナルクラウンが必要な場合は除去前に回転トレーで印象採得しておくと、プロビジョナルの製作が容易になります。

2）除去できないときに焦らない

上記の方法で除去できない場合、いくつかの原因が考えられます。クラウンの切断が不完全な場合が多いので、頬側歯肉縁下や咬合面の舌側への切断が確実にできているか確認して下さい。またクラウンの歯冠長が短いときはポストクラウンである可能性もあるので、その場合はメタルコアの除去法に準拠して除去操作を行ってください。

（山瀬　勝）

■文献

1) 小西秀和, 小西康成, 小西稔尉：鋳造修復物の除去法に関する臨床的検討—鋳造修復物除去の時間短縮, 除去の確実性, 患者への最小限の侵襲および安全性を求めて—, 日歯保存誌, 52：519-526, 2009.

プロビジョナルレストレーションを製作していますが，何度ウォッシュしても辺縁の適合が不良です．

 それは圧接と除去のタイミングが悪いのかもしれません．マージン・ウォッシュおよび硬化前の着脱はできるだけ少ない回数で行いましょう．

① 臨床のポイント

プロビジョナルレストレーション（以下，プロビジョナル）を口腔内で製作するのは，誰でも最初のうちは難しいものです．特にマージンを合わせるためにレジンを追加（マージン・ウォッシュ）すると咬合が高くなり，咬合調整量が多くなってしまいます．プロビジョナルをできるだけ短時間で正確に製作するためには，1) 支台歯形成，2) レジンの圧接操作，3) ウォッシュのタイミングに注意することが必要です．

② マージン・ウォッシュは1回まで

練和法でプロビジョナルを製作する場合，圧接だけでマージンが正確に適合することはあまりありません．そのような時にマージン・ウォッシュは不可欠です．適合が悪ければ盛り足したり削合したりできるのがプロビジョナルのよいところですが，回数を重ねると浮き上がりが生じて余計に適合が悪くなることがあります．したがってマージン・ウォッシュの回数は1回と決めて，その1回でマージンを合わせることができるようになることが必要です．

③ 臨床操作におけるチェックポイント

1) 支台歯形成

支台歯を適切な形態に形成することがプロビジョナル製作の第一歩です．最初のプロビジョナルは概形成の段階で製作することになりますが，最低限アンダーカットがないように軸面を形成しておく必要があります．

2) レジンの圧接操作

支台歯，隣在歯および対合歯に分離材（ワセリン）を薄く塗布します．ラバーカップに即時重合レジンのモノマー（液）0.5〜1.0 mLを採取し，ポリマー（粉）を入れて，プラスチックスパチュラにて練和します．粉液比にはあまりこだわらず，自分の扱いやすい硬さになるように調整します．泥状から餅状になったところで一塊にして支台歯に圧接します（**図1**）．患者さんに中心咬合位で咬合してもらい，側方運動を行ってもらいます（**図2**）．まだ軟らかさが残っているゴム状の時点で支台歯から何度か着脱を繰り返して除去できることを確認したら，最終硬化まで静置します．

3) マージン・ウォッシュのタイミング

余剰部分を除去した後，支台歯に戻して適合状態を確認します．上記の圧接だけではフィニッシュラインが明確にならない場合（**図3**），筆積み法にてマージン・ウォッシュを行います．簡単に形態修正を行った後，マージン部を削合し，モノマーを塗布したのち筆積みで少量のレジンを盛って支台歯に圧接します．2度に分けて行うため，時間的余裕をもってウォッ

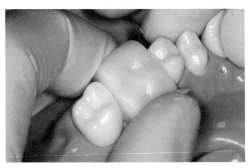

図1 練和したレジンが餅状になったところで支台歯に圧接する.

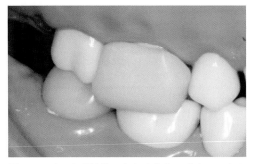

図2 レジンを圧接後,中心咬合位で咬合してもらう.

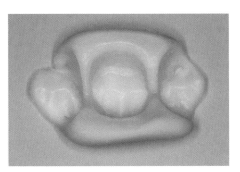

図3 硬化したレジン.フィニッシュラインが一部再現されていない.

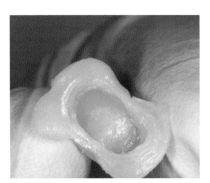

図4 フィニッシュラインを確認する.鉛筆でのマーキングは行わない.

シュすることができます.しかし硬化後にレジンを添加するため浮き上がりの原因になりやすいので,レジンを添加した後にしっかり所定の位置まで再度圧接し,咬合することが大切です.

4) マージン部の削合

ウォッシュ後マージン部分の余剰レジンを削合します.このとき視認性を良くするため鉛筆によるフィニッシュラインのマーキングを行うと正確性が低下するため,マーキングは行わず拡大視野下で調整することが推奨されます(図4).

④ マスター・テクニック

1) 圧接と同時のマージン・ウォッシュ

圧接と同時にウォッシュを行う方法もあります.硬化前のレジンの着脱時にマージン周囲に筆積みでレジン泥を追加して口腔内に戻す方法と[1].口腔内のマージン周囲に筆積みしたレジンを置き,それが硬化する前に練和したレジンを圧接する方法があります.

2) 圧排糸の使用

さらに正確にマージンを適合させたい場合は圧排糸を使用します.圧排糸を挿入した状態でマージン・ウォッシュを行うことで,より正確にフィニッシュラインを再現し,適切なエマージェンス・プロファイルを付与することが可能となります.

(山瀬　勝)

■文献

1) 三浦宏之,伊藤　裕,小川　匠ほか(編):クラウンブリッジテクニック 第2版,医歯薬出版,2018.

Q プロビジョナルレストレーションが器具を使っても撤去できません.

 A まずは，何が撤去できない原因が何かを考えてみましょう.

❶ 臨床のポイント

　プロビジョナルレストレーションは，歯質の保護や咀嚼機能の維持のみならず，周囲歯周組織を健全な状態に保つなど，大きな目的を持っています．また，クリアランスの確保や咬合の付与，隣接接触状態が適切かどうかなど，最終補綴前のチェック機構の意味合いもあることから，最終的な補綴装置のイメージを模倣したものになっていることが重要です.

❷ 外れなくなる理由とその予防法

1) プロビジョナルレストレーションと支台歯が接着してしまったケース

　最近ではコンポジットレジン系材料で築造や埋め立て，レジンコーティングをしているケースが多くあります．そうすると，これらの材料と常温重合レジンとが接着してしまい，外れなくなってしまいます．まず，常温重合レジンのモノマー（液）とポリマー（粉末）を練って団子状にする前に，支台歯と隣在歯，対合歯に分離材を薄く塗布しておきます．一般にはココアバターなどを使う場合が多いと思いますが，そうすると後からマージン部の修正や継ぎ足しができなくなってしまいます．したがって，水で簡単に除去できる水溶性分離材（ウォッシャブルセップ，サンメディカル，図1）を使用することをお勧めします.

2) 支台歯の形態に問題があるケース

　当たり前のことですが，口腔内でプロビジョナルレストレーションを製作する際には，まずアンダーカットが存在しないことを十分に確認しておきましょう．また，レジン系材料は重合によって収縮します．したがって，たとえアンダーカットがなかったとしても，あまりにテーパーがきつい場合には把持効力が強く働いてしまい，やはり外すことができなくなってしまいます.

3) 隣接歯の下部鼓形空隙内に引っかかってしまったケース

　通常の歯肉レベルの患者さんであればさほど気にする必要がないのですが，特に歯周疾患などで歯肉レベルが大きく退縮してしまっているケースの場合，下部鼓形空隙部のアンダーカットが非常に大きくなってしまいます．通常の場合でも，半硬化状態で少しプロビジョナルレストレーションを浮き上がらせるなどの工夫が必要となりますが，特に歯冠高径が大きく，下部鼓形空隙量も大きいケースについては，浮き上がらせるタイミングを通常より早くすることが必要となります.

❸ 早く浮き上がらせるほど，マージンが合わなくなってしまうジレンマにどう対処するか？

　常温重合レジンの扱いは，臨床経験の浅い歯科医師にとっては非常に難しいものです．で

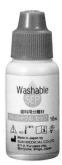

図1 ウォッシャブル
　　　　セップ（サンメ
　　　　ディカル）

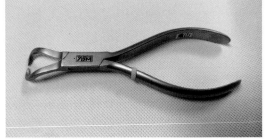

図2 プロビジョナルレストレーションの撤去関連器具.（左）インレー・クラウンリムー
　　　　バー（YDM）,（右）テンポラリークラウン撤去プライヤー（YDM）

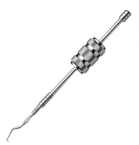

すから，口腔内に圧接した常温重合レジンを浮き上がらせるタイミングが早すぎると，マージンも咬合もずれてしまい，調整が非常に難しくなる，という経験があると思います．また，内面やマージンをよりしっかりと仕上げていくために，概形成したプロビジョナルレストレーションの内面に筆積み法で常温重合レジンを足す（ウォッシュする）こともあると思います．しかし，せっかくウォッシュしたマージン部に対して，完全硬化前にリムーバーの先端を引っ掛けてしまうと，またマージンが合わなくなってしまいます．また，リムーバーの先端で歯肉を損傷してしまったら，プロビジョナルレストレーションの調整どころではなくなってしまいます．

　内面・マージン部ウォッシュ時のプロビジョナルレストレーションの撤去には，いわゆる通常のクラウン・ブリッジリムーバー（**図2左**）ではなく，プライヤータイプのリムーバー（**図2右**）を使用することをお勧めします．使用時には，勢いあまって対合歯にプライヤーをぶつけてしまうことがないよう，左手指を対合歯とプライヤーの間に入れておくこともポイントです．

❹ どうしても外れないときに，どうするか？

　もし，すでに形態ができ上がっているプロビジョナルレストレーションの場合，あるいはすでに仮着中のものが外れない場合には，いったん正しい位置まで復位させ，パテ状のゴム質印象材やアルジネート印象材で印象採得し，そのあとプロビジョナルレストレーションを削り飛ばしてしまうのが，もっとも現実的で，かつ患者さんの苦痛も少ないのではないかと思います．削って撤去した後に，もう一度団子状の常温重合レジンから作り直すもよし，印象内面に筆積み法で常温重合レジンを塡入，口腔内に圧接して作り直すもよし，だと思います．若いうちには，完璧を求めるあまり，取り返しのつかないミスを犯してしまいがちです．そして，そのミスを取り返そうとするあまりに，患者さんへの配慮を忘れてしまいます．目の前にいるのはマネキンではありません．まずは患者さんへの配慮を第一に，ということを念頭に置きましょう．そして，その日のうちに，何が失敗の原因だったのか，どうすれば失敗しなかったのかを振り返り，次の機会に活かしましょう．

（亀山敦史）

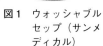

Q 支台築造でのポスト孔形成はどうすれば良いでしょうか.

A 根管処置歯のポスト孔形成は，築造窩洞形成の最終ステップで歯冠部歯質の残存歯質量，残存壁数によってポスト孔形成の有無を判断します．ポスト孔の形態は，鋳造支台築造とレジン支台築造で違いがあります.

① 臨床のポイント

　根管処置歯の築造窩洞形成の基本は，まず選択した歯冠補綴装置に応じたフィニッシュラインを設定した支台歯概形成を行います．その後，齲蝕や既存の充塡物などを除去することにより残存歯質量が決まり，支台築造法を選択します．その後，残存歯質量やフェルール効果が得られる残存壁数によってポスト孔形成の有無を判断します．その判断基準は，P.36の臨床的ガイドラインを参考にしてください.

　なお，ポストは歯根を強化せず，逆に歯根部歯質を内側から失い強度を低下させる可能性があるため可能な限りその設置を避けるべきです．すなわち，治療過程のどのステージでも歯冠部歯質の健全歯質を保存することを意識して，信頼性の高い接着性材料を活用してポストを設置しない支台築造（以下，髄腔保持型支台築造）を目指すべきです．その場合，レジン支台築造が第一選択になります.

　一方，歯冠部歯質の量が少なく，ポストを設置して保持力を補完しなければならないケース（以下，ポスト保持型支台築造）では，可能な限り歯根部歯質の保存を意識してポスト孔形成を行います．また，剛性が高い金属ポストよりも弾性係数が低く，象牙質の弾性係数に近似した物性を有するファイバーポストの併用は術後の歯根破折の対策として有効です.

② 概略的なことについての説明

1）フェルールとは

　根管処置歯の歯冠補綴において，クラウンなどの歯冠補綴物のフィニッシュラインから歯冠側寄りの残存歯質を抱え込む部分を指します．フェルールの部分を歯冠補綴物で残存歯質を把持することによって発揮される効果をフェルール効果とよび，「帯環効果」と称されることもあります．歯冠補綴物に外力が加わると，鋳造支台築造などのテーパーのあるポストが根管壁を押し広げる力として作用し，歯根破折の原因となりますが，十分なフェルール効果が得られれば破折抵抗性が生じます．なお，十分なフェルール効果を得るための高径は1.5〜2.0 mmが必要とされています.

2）髄腔保持型支台築造について

　髄腔保持型支台築造は，ポスト孔形成を行ってポスト部に保持力を補完させるポスト保持型支台築造と比較して，歯根部歯質の保存ができます．また，さらにポストに剛性の高い金属ポストを設置した場合，歯槽骨に及ぶ重篤な歯根破折を惹起するリスクがあるため，髄腔保持型支台築造は歯根破折の対策として有効です．また，コロナルリーケージのリスクが減る，再根管治療が容易になるなどの多くのメリットがあります（表1）.

表1　髄腔保持型支台築造のメリット

ポスト孔形成による歯根部歯質の損失がない
ポスト孔形成による穿孔のリスクがない
築造操作が容易になる
コロナルリーケージのリスクが減る
再根管処置が容易になる
重篤な歯根破折のリスクが減る

表2　ファイバーポストの特長

弾性係数が象牙質に近似しているため，応力集中が起こりにくい
レジンセメントやレジンコア材料との接着性に優れている
白色または半透明であるため，ジャケットクラウンの審美性が向上する
腐食抵抗性が高く，歯質の変色が起こらない
支台歯形成時に起因するメタルタトゥーが生じない
メタルフリーを獲得することが可能となる
金属ポストに比較して容易に削り取ることができるため，再根管治療時に歯質の喪失が少ない

3) ファイバーポストとは

　レジン支台築造に併用される既製ポストには金属ポストとファイバーポストがあります．既製金属ポストは，高い破折強度と剛性を有していて，その高い剛性が原因で過度な外力により，歯根に過度な応力集中が起こり，重篤な歯根破折を発生させるリスクがあります．他方，ファイバーポストは金属ポストに比較して弾性係数が象牙質と近似しており，ファイバーポスト併用レジン支台築造は，歯根破折への対策として有効であることが第一の特長です．そのほか，ジャケットクラウンの審美性の向上，メタルフリーの獲得など，多くの臨床的メリットがあります（**表2**）．

❸ ポスト孔形成について

　残存歯質量が少なく保持力に不安がある場合にポスト孔形成を行いますが，鋳造支台築造とレジン支台築造のポスト形態には違いがあります．

1) 鋳造支台築造

　築造体の着脱が必要なため，築造窩洞内側全体にテーパーを付与するため，ポスト孔もテーパーを付与します．ポスト形成は，まず適正な長さまでガッタパーチャを除去します．その際，パーフォレーションを避けるため先端に刃部がないピーソーリーマーを使用します．ピーソーリーマーが進まずガッタパーチャの除去ができない場合，既存のコンポジットレジンやセメントが残存していると考えられ，根管口をよく観察する必要があります．その際，マイクロスコープやルーペの使用が勧められ，パーフォレーションに注意を払いダイヤモンドポイントなどを使用します．その後，根管形成バーでアンダーカットなくポスト孔形成を行います．鋳造支台築造におけるポストの要件を**表3**に示します．この要件は，主に保持力と外力に対して歯根への応力分散を図ることを目的としています．

81

表3　鋳造支台築造におけるポストの要件

ポストの長径は，歯冠長と等長，あるいは歯根長の 2/3
ポスト先端の位置は，歯槽骨骨頂を越えるが，根管充塡材を 4 mm 以上残す
ポストの幅径は，歯根の幅径 1/3 を越えない
ポストの形態は，歯根形態の相似形
ポスト先端の形態は，ラウンド形態
ポスト孔に対してポストは高い適合度を目指す

2) レジン支台築造

　原則的に鋳造支台築造のポスト孔形成と同様ですが，間接法では必要があればポスト孔形態にテーパーを付与します．直接法の場合，ポスト孔全体の形態はテーパーが必要ではありません．ファイバーポストのシステムによって，専用のバーが用意されているシステムと，ピーソーリーマーでポスト孔形成を終了するシステムがあります．なお，保険治療ではパーフォレーションを防ぐ目的でポスト先端付近にテーパーが必要です．ポスト孔の長さは，現時点では明確に示されておらず現時点では鋳造支台築造に準じます．

（坪田有史）

■参考文献
(1) 矢谷博文, 三浦宏之, 細川隆司ほか（編）：クラウンブリッジ補綴学 第5版, 医歯薬出版, 東京, 2014.
(2) 石神　元, 魚島勝美, 江草　宏ほか（編）：冠橋義歯補綴学テキスト, 永末書店, 京都, 2019.
(3) 坪田有史：支台築造とファイバーポストコアの現状, 日補綴会誌, 9：94-100, 2017.
(4) 日本補綴歯科学会, 医療問題検討委員会：保険収載されたファイバーポストを用いた支台築造の診療指針, 2016.（http://www.hotetsu.com/files/files_204.pdf）

35 クラウンの咬合調整をしたいのですが，うまく入らず進めません.

A それは支台歯形成，印象採得に問題があるのかもしれません．作業用模型を確認し，模型上でのクラウンの適合をチェックしましょう．口腔内ではまず隣接面コンタクトの適合状態を確認することが必要です.

1 臨床のポイント

　試適を行うために完成したクラウンを支台歯に挿入したものの，所定の位置まで入らないという状況は誰でも経験する可能性があります．咬合調整を行うためにはクラウンが支台歯に適合している必要がありますので，適合に不備がある場合にはどこに原因があるか確認して，チェアサイドで対応可能か決定しなければなりません.

2 どこにエラーがあるか

　まず試適前に技工所から届いたクラウンが作業用模型に適合していることを確認しておく必要があります．この時点で適合していない場合は再製作が必要となるでしょう．しかし模型に適合しているクラウンが口腔内に装着できない場合，模型と口腔内の状態が異なっている可能性が考えられます.

　診療における一連の行為の中で，特に注意すべきステップは，

　1）クラウン製作前
　　（1）支台歯形成
　　（2）印象採得
　2）クラウン製作後
　　（1）作業用模型上での適合
　　（2）試適時のクラウン内面および隣接面

　と考えられます.

3 臨床操作におけるチェックポイント

1）支台歯形成

　支台歯形態を口腔内でチェックするのは困難です．慣れない間は簡単な症例と思っても支台歯形成を1回で終了することは避けましょう．一度支台歯形成を行ったら研究用模型を製作し，様々な視点から支台歯形態を確認することが重要です．アンダーカットの有無，軸面傾斜度，対合歯とのクリアランスなどを模型上で確認し，修正部位を頭に入れたうえで最終的な支台歯形成を行うとよいでしょう.

2）印象採得

　支台歯形成に続いて印象採得も重要です．どのような印象材を使用する場合でも術者が最終硬化するまでトレーをしっかり保持しておくことが重要です．トレーを口腔内に挿入した後，患者さんに噛んでもらって保持させている光景を見かけますが，術者が責任をもって保持してください．口腔内から撤去した印象体は適切な感染予防処置を行ったのち，ハイドロ

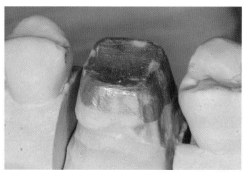

図1　歯型に塗布したスペーサーが部分的に剝れて
　　　いる．このような場合，不適合のクラウンを
　　　無理に押し込んだ可能性がある．

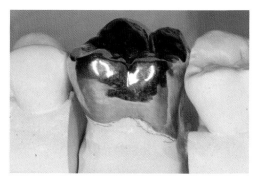

図2　作業用模型上でマージンが不適合なクラウン．

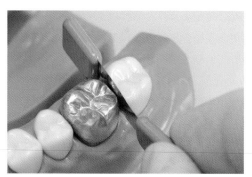

図3　50μmの厚さのコンタクトゲージを挿入した
　　　状態．このような状態になるように調整する．

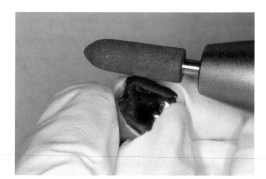

図4　隣接面コンタクトを調整する．削りすぎると
　　　元に戻せないので，慎重に行う．

コロイド印象材であれば可及的に速やかに石膏注入を行います．印象面に触れるのは厳禁
で，大切に取り扱いましょう．

3) 作業用模型上での適合

　歯型とクラウンの適合状態を確認します．歯型上でクラウンが動くことがないか，歯型に
塗布されたスペーサーが剝れていないか確認しましょう（**図1**）．大きく剝れている場合，内
面が収縮して小さいクラウンとなっている可能性があります．またすでにマージン部が不適
合となっている場合があるので併せて確認します（**図2**）．

4) 試適時のクラウン内面および隣接面

　適切な支台歯形成，印象採得を経て製作された作業用模型に適合しているクラウンであれ
ば問題なく口腔内に装着することができるはずです．所定の位置に装着できない場合はまず
隣接面コンタクトを検査します．隣接面は通常50μmのコンタクトゲージが抵抗をもって挿
入できるように調整します[1]（**図3**）．実際には咬合紙を使用します．20〜30μmの厚さの咬合
紙を隣接面に挿入し，それを引き抜くことでクラウン隣接面に色がつくので，それを削除し
ていきます（**図4**）．最終研磨が終了した時点で適切な接触状態にする必要があるので，咬合
調整の段階では少しきつめにしておいて，研磨を進めながら接触状態を調整していく必要が

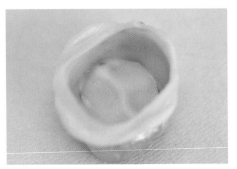

図5 適合検査材を使用して内面の適合状態を確認する.

あります. 通常は隣接面コンタクトの調整だけで所定の位置に装着できるはずです. ただし作業用模型上でのチェックで内面が不適合となっている可能性がある場合には, 適合診査材を使用してクラウン内面の適合状態の検査を同時に行う必要があります (**図5**).

④ マスター・テクニック

1) クラウン・支台歯を清掃する

クラウン内面や支台歯に汚れや仮着材が付着していると, それだけで適合が悪くなります. クラウン内面のサンドブラスト処理や回転ブラシによる歯面清掃などをしっかり行ってから試適作業に移行してください.

2) 研磨しろを考慮する

隣接面や咬合面の調整を行った後は必ず中研磨, 仕上げ研磨, 鏡面研磨を行う必要があります. そのための研磨しろを取っておかなければなりません. 研削量の目安はカーボランダムポイントで20 μm, ホワイトポイントで15 μm, シリコーンポイント (茶) で10 μm, シリコーンポイント (青) で5 μmです. もちろんこれは術者の力加減で変わりますが, おおよその目安にはなると思います.

(山瀬　勝)

■**文献**
1) 萩原芳幸:必ず上達　歯冠修復 (下), クインテッセンス出版, 東京, 2014.

義歯の試適では何をどこまで確認すれば良いですか.

ろう義歯とフレームワークに分けて考えましょう. 前者では審美性, 顎間関係, 人工歯排列位置, 構音機能を確認し, 後者では適合と維持力を確認します. 最後に患者さんと一緒にこれらを確認しましょう.

❶ 臨床におけるろう義歯試適とフレームワーク試適の位置づけ

ろう義歯は, 完成義歯と同程度に審美的形態が付与され, 機能的形態が回復されています. また, ろう義歯の研磨面形態は, 義歯の維持や安定にも影響を及ぼします. 以上より, ろう義歯の口腔内試適は, 審美性と機能の確認および完成義歯の維持や安定を予測するために重要なステップです.

フレームワークでは, フレームワークのみでの口腔内試適, オルタードキャスト法, およびフレームワーク付きろう義歯の口腔内試適などを分けて行うことも必要な場合があります.

❷ 口腔内試適を行う前に知っておくべきこと

1) ろう義歯の場合

ろう義歯を口腔内試適中は, 弱い力で咬むことを患者さんに指示しましょう. 強い咬合により人工歯の移動やろう義歯の変形が起こるからです. また, ろう義歯はブロックアウトやリリーフにより完成義歯に比べ少し緩いことも患者さんに説明します. ろう義歯の安定が不良な場合には, 新ファストン®(ライオン)などの粉末状入れ歯安定剤を使用するとろう義歯が安定します. 最初のうちは, 維持装置を設置したろう義歯を用いて口腔内試適を行いましょう. なぜなら, ろう義歯が口腔内で安定し, ろう義歯試適の操作が非常に円滑になるからです.

2) フレームワークの場合

フレームワークが作業用模型と適合していれば, わずかな調整のみで口腔内試適は可能です. あらかじめ作業用模型にて, レストとレストシート, クラスプと歯面などの適合と着脱方法について確認しましょう.

❸ チェアサイドで確実に確認するべきこと

1) 審美性についての確認事項

前歯部欠損症例では, 審美性について患者さんからの主観的評価はとても重要です. 人工歯の色調, 形態, 大きさや排列位置・角度などは残存歯と調和していますか? 前歯部切縁や正中の位置, 人工歯の長さや露出度, 被蓋関係, 歯頸線の位置や歯肉形態などは顔貌, 残存歯および残存組織と調和していますか? リップサポート, 微笑線(スマイリングライン)・笑線(スマイルライン)および鼻唇溝・人中・オトガイ唇溝は自然ですか? 患者さんと鏡で一緒に確認します. 必要に応じチェアサイドで修正し, 患者さんから納得いただきます(図1).

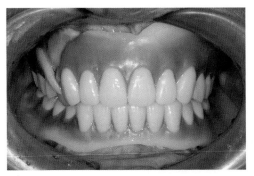

図1　ろう義歯の試適

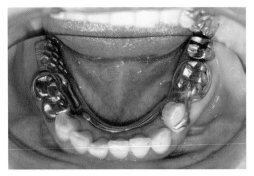

図2　フレームワークの試適（鏡像）

2) 顎間関係についての確認事項

　ろう義歯試適時には，咬合器上での咬合接触関係が口腔内で再現されていることを確認します．咬頭嵌合位で咬合高径，水平的顎間関係，咬合接触状態および被蓋関係などを確認します．咬合高径を回復する症例では容易に嚥下できますか？また，早期接触があるとろう義歯がわずかに移動することもあるので，咬合紙を用いてライトタッピングでの咬合接触を検査し，必要に応じ咬合調整します．

　よくやりがちなのは，上下顎全部床義歯症例において，下顎を前方位にて咬合採得することです．人工歯排列したろう義歯は台無しになりますし，私も経験しました．最初のうちは，上下顎前歯部人工歯のみを排列したろう義歯を製作し，「前歯部排列を確認するための口腔内試適」と「2回目の咬合採得」と考えてみることも必要かもしれません．

3) 人工歯排列位置，構音機能についての確認事項

　人工歯排列位置について，下顎臼歯部人工歯は舌背の高さと調和していますか？舌房を確保していますか？構音機能について，歯肉形態は適切ですか？人工歯排列位置・歯肉形態と構音機能には関連があります．必要に応じパラトグラムによる適切な口蓋形態の設定も重要です．

4) フレームワーク試適時の確認事項

　口腔内の定位置にフレームワークが装着できましたか？適合と維持力は適切ですか？フレームワークと対合歯の早期接触・咬頭干渉はありませんか？必要に応じて咬合調整を行います．部分床義歯のフレームワークでは，患者さんと鏡を見ながら，鉤腕の設計など審美性についても確認しましょう（**図2**）．

❹ ろう義歯もしくはフレームワークの試適のまとめ

　義歯の試適の段階で「あれっ，間違ったかも…」となることがあるかもしれません．ではどこに間違いの原因があったのでしょうか？ろう義歯の試適に至るまで，最終印象採得，咬合採得，咬合器装着，人工歯排列，複印象採得，ワックスアップ，鋳造など，多くの臨床操作や技工操作があります．いきなり「義歯の試適だけうまくいかない」ということは考えにくいです．一つひとつの操作を確実に行うことが最も重要です．

（羽鳥弘毅）

■参考文献
(1) 市川哲雄，大川周治，平井敏博ほか（編）：無歯顎補綴治療学 第3版，医歯薬出版，東京，211-216，2016.
(2) 藍　稔，五十嵐順正（編）：スタンダードパーシャルデンチャー補綴学，学建書院，東京，173-183，2016.

義歯適合試験材を使ったものの，どう読み取るかわかりません.

完成義歯装着時の適合試験と不適合が疑われる義歯に対する適合試験に分けて考えましょう．適合試験材の特徴を理解して，患者の顎堤，義歯および咬合などを確認してから義歯適合試験を行いましょう.

臨床のポイント

1) 完成義歯装着時における義歯適合試験のポイント

ポイントは2つです．1つめは，「義歯による疼痛除去」です．「痛い」のは補綴治療に限らず，誰もがつらいからです．2つめは，「義歯床粘膜面と顎堤粘膜の均等な接触」です．「良好な装着感」はすべての義歯使用者が願うからです.

図1は，粘膜面調整の終了した下顎全部床義歯の適合試験の所見です．義歯床粘膜面と顎堤粘膜は均等に接触し，義歯床縁には義歯のわずかな動揺を許容するための可動域が認められます.

2) 不適合が疑われる義歯に対する義歯適合試験のポイント

適合試験を読み取る際にやっかいなのは，義歯装着から時間が経過し，義歯不適合が疑われる症例です（**図2**）．では**図2**の場合，支台装置の破損はないものとして，どのように適合試験を読み取りますか？私は，患者さんの訴え（例えば，「義歯が緩い」もしくは「義歯によるアゴの痛み」など），義歯使用年数，習慣性咀嚼側，咬合状態およびこれまでの処置経過などから総合的に判断します.

義歯適合試験材についての説明

1) ペースト系適合試験材について

現在臨床において，「デンスポット®（昭和薬品加工），P.I.P.ペースト®（ミジー）」や「デンフィットS®（昭和薬品加工）」などのペースト系適合試験材が使用されております．前者は主に全顎的な適合試験に，後者は主に褥瘡性潰瘍のような局所的な適合試験に使用されます．この適合試験材の長所は，「適合試験が迅速である」，「義歯床粘膜面と顎堤粘膜の接触や不適合（間隙）を定性的に検査できる」，「細かい接触を検査できる」，「試験材が薄い」，「義歯の着脱時や動揺時の接触を検査できる（動的検査）」などがあげられ，また短所は，「義歯床粘膜面と顎堤粘膜の不適合（間隙）の量を判断できない」，「リライン前の適合試験には不向きである」などがあげられます.

2) シリコーン系適合試験材について

現在臨床において，フィットチェッカー®（ジーシー），トクソーフィットテスター®（トクヤマデンタル）などのシリコーン系適合試験材が使用されています．この適合試験材の長所は，「義歯床粘膜面と顎堤粘膜の接触もしくは不適合（間隙）を定量的に検査できる」，「リライン前の適合試験に適切である」などがあげられ，また短所は，「練和操作や硬化時間により適合試験に時間を要する」，「練和操作や義歯の口腔内挿入に時間がかかると適合試験材が厚

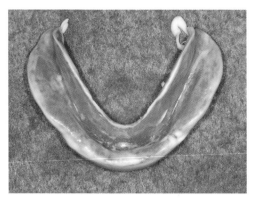

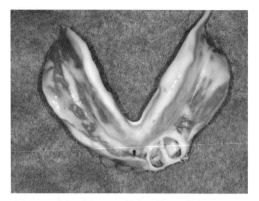

図1　下顎全部床義歯に対する義歯適合試験の終了　図2　不適合が疑われる義歯に対する義歯適合試験
時所見

くなる（＝失敗）」，「適合試験材硬化時における一瞬の適合試験（静的検査）である」などがあげられます.

❸ 義歯適合試験をどう読み取り，何を考え，そして処置に活かすかについて

1）完成義歯装着時における義歯適合試験の場合

完成義歯の装着時には，まずペースト系適合試験材により義歯と顎堤の強い接触部のみを"定性的"に検査し，義歯粘膜面や義歯床縁の強い接触部位を削合することで，義歯着脱時および義歯装着時の疼痛を取り除きます. ただ義歯床粘膜面の削合を繰り返すだけでは，義歯不適合や義歯床下への食渣貯留などを招くのでここでは削合しすぎないことです. 次に，咬合調整を行い左右両側での均等な咬合を確立したら，シリコーン系適合試験材で加圧部位だけでなく，不適合部位および不適合量も"定量的"に検査します.

欠損部位の抜歯時期や精密印象採得方法などは義歯床と顎堤の適合を予測する重要な判断材料です. 義歯装着に先立ち，これまでの処置経過や研究用模型などからも情報を積極的に得ましょう.

2）不適合が疑われる義歯に対する義歯適合試験の場合

図2の適合試験から，1. 経時的に下顎の歯槽骨が吸収した（特に舌側），2. 支台装置による支持のため，下顎右側舌側は義歯の沈下が生じず，左側舌側と比較してシリコーン系適合試験材が厚く間隙が多い（＝義歯不適合），3. 左右側の臼歯部は顎堤吸収部位に一致して，適合試験材が厚い不適合部位が認められる，までは誰もが考えることでしょう. では適合試験材が薄い部位＝加圧部位でしょうか？ヒントは患者さんからの訴えにあります.

適合試験後に「義歯の緩み」もしくは「義歯からの痛み」を確認しましょう. このとき義歯からの痛み」が改善したら，加圧部位ではなく適切な接触部位周囲に歯槽骨吸収が生じた結果，適合試験材が薄くなったと考えることが自然です. なので図2では，適合試験材の厚い部分＝義歯不適合部位と判断します. ですから次に行うべきことは，義歯の適合改善もしくは粘膜調整ですね.

（羽鳥弘毅）

■文献
1）日本補綴歯科学会（編）：有床義歯補綴診療のガイドライン（2009改訂版），日補綴会誌1（2）：13-14, 2009.
2）市川哲雄, 大川周治, 平井敏博ほか（編）：無歯顎補綴治療学 第3版, 医歯薬出版, 東京, 234-238, 2016.

Q 義歯が緩いといわれました．リラインすれば良いですか．

それは，咬み合わせやフラビーガムなどの粘膜異常が原因かもしれません．咬合関係と義歯床形態ならびに粘膜面の適合状態（粘膜異常）を充分検査し，必要があれば前処置のうえ，適切にリラインを行いましょう．

🔵 **臨床のポイント**

　リラインにより義歯床粘膜面の再適合を図るためには，咬合関係や義歯床形態が適切であり，粘膜異常がないことが要件となります．一般的にリラインの前には，①義歯床形態，②咬合関係，③義歯床粘膜面の適合状態（粘膜異常）の順序で検査を行い，必要があれば咬合面再形成やティッシュコンディショニング（粘膜調整）などの前処置をします．そのうえで，軽度の義歯床粘膜面の不適合には直接法リライン，同じく中程度以上には間接法リラインを適用し，再適合を図ります．

　1）検査と前処置のポイント

　（1）義歯床形態：まず，解剖学的指標と対比して適正性を判定します．次に，シリコーン系適合試験材を義歯床縁のみに塗布し，口腔内に挿入後，機能運動を行わせ，義歯床縁の長さと厚みを評価します．義歯床縁の不足が広範囲の場合は，リラインの前に義歯床延長用のレジンや即時重合レジンにより床縁を適正な範囲まで延長します．

　（2）咬合関係：まず，人工歯咬合面を観察して咬耗程度を判定します．次に，下顎安静位利用法と咬合紙やストリップスによる咬合検査により，下顎位（咬合高径）と咬合接触状態を評価します．①臼歯部人工歯の過度な咬耗（アンチモンソンカーブ），②習慣性咬合位で前歯部人工歯のみに強い咬合接触，③咬合高径の低下，などが認められる場合は，リラインの前処置として咬合面再形成を行います．

　（3）義歯床粘膜面の適合状態（粘膜異常）：まず，義歯床下粘膜の粘膜異常を検査します．次に，義歯床粘膜面の適合状態をシリコーン系適合試験材により評価します．不適合な部位を修正し，リライン前処置としてティッシュコンディショニング（粘膜調整）を行い，義歯床下粘膜を健康な状態に回復させます．

　2）リラインのポイント

　（1）直接法リライン：軽度の義歯床不適合や義歯を預かることができない場合は，直接法リラインが適用となります．部分床義歯の直接法リラインでは，残存歯の鼓形空隙のアンダーカットや複雑な構造のため，リライン材の変形やアンダーカット内での硬化により撤去が困難となることがあります．寒天やユーティリティワックスにより，あらかじめブロックアウトすることでリスクの軽減を図ります．

　（2）間接法リライン：中程度以上の義歯床不適合の症例では，間接法リラインが適用となります．ダイナミック印象後に義歯を預かって技工操作をするため，唾液との接触がなく義歯床用材料とリライン材の接着力が向上します．また，直接法に比べ適切な厚みを確保でき

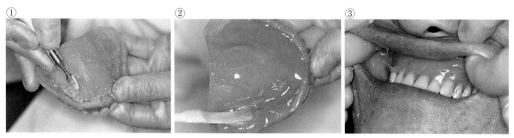

図1　直接法リライン

るなどの利点があります.

② 概略的なことについての説明

1) リライン

義歯床粘膜面の1層だけを新しい義歯床用材料に置き換え,義歯床下粘膜との適合を図ることをリラインといいます.人工歯に異常所見はなく,また咬合関係に異常が認められず,義歯床粘膜面の適合が不良な場合に適用されます.新しい義歯床用材料としては,咀嚼時の疼痛の緩和や顎堤のアンダーカットへの適合を図ることを目的として,軟質リライン材が使用されることもあります.

2) 咬合面再形成

義歯の人工歯咬合面を,即時重合レジンなどによって再構成することにより,顎口腔系の形態,機能,ならびに審美性の回復を図ることを咬合面再形成といいます.

3) ティッシュコンディショニング (粘膜調整)

異常な形態,性状を呈する義歯床下粘膜を健康な状態に回復させるために,ティッシュコンディショナー（アクリル系材料）を義歯床粘膜面に貼付することをティッシュコンディショニング(粘膜調整)といいます.

③ リラインの実際について

1) 直接法リライン

(1) 義歯床粘膜面を1層削合し,新鮮面を露出します (図1-①).

(2) リライン面に接着性プライマーを塗布します (図1-②).

(3) 粉と液を混和し,リライン材を義歯床粘膜面に適宜盛ります (図1-③).

(4) 軽く咬頭嵌合位で咬合させ,筋圧形成を行い口腔内に保持します.

(5) リライン材が餅状化した状態で口腔外に取り出し,余剰のリライン材を除去します.

(6) 重合完了後,通法に従って形態修正,研磨を行います.

2) 間接法リライン (リライニングジグ法)

(1) ダイナミック印象により義歯床粘膜面の機能的な形態を採得します.

(2) 印象体をボクシングし,作業用模型を製作します.

(3) リライニングジグ下部に作業用模型を装着します.

(4) リライニングジグ上部に石膏を盛り咬合面を印記します.

(5) 義歯を外して印象材を除去し,義歯床粘膜面を1層削合し,新鮮面を露出します.

(6) 義歯を咬合面コアに再装着します.

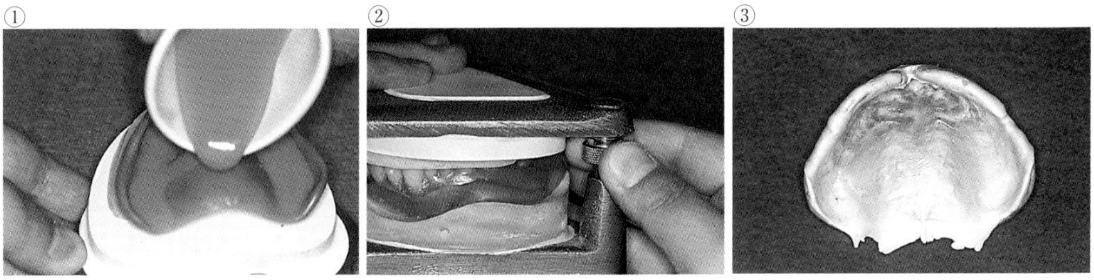

図2　間接法リライン（リライニングジグ法）とリライン後の適合検査所見（③）

（7）リライン面に接着性プライマーを塗布し，石膏面にレジン分離剤を塗布します．

（8）リライン材を義歯床粘膜面に盛り，リライニングジグを固定します（**図2**-①，②）．

（9）重合完了後，通法に従って形態修正，研磨を行います．

❹ 要参照の分野：義歯床粘膜面の適合状態と咬合関係の評価

1）義歯床粘膜面の適合状態の評価

左右臼歯部人工歯の咬合面にロールワッテを介在させ，少し強めに噛みしめさせ，均等な加圧を行うことで咬合要因を排除した条件下で評価します．床色が露出している部位（シリコーン被膜厚さが30 μm以下）が確認された場合は，再度，露出部位をリリーフし，粘膜調整を行います[1]．

2）咬合関係の評価

まず，タッピング運動時の咬合接触を評価し，次に偏心運動時の咬合接触を評価します．手指を上顎義歯にあて，顎位の僅かなズレや早期接触を検知します．偏心運動時では，同じく義歯の僅かな回転や振動と，咬合紙による印記や突き抜け程度から，咬合干渉部位とその量を推測し，咬合関係を評価します．必要があれば咬合関係の修正を図り，再度の粘膜調整を行います．

（西山雄一郎）

■文献

1）北村和夫，岩渕博史，飯野文彦ほか（編）：日常臨床のレベルアップ＆ヒント72，デンタルダイヤモンド社，東京，2015．

■参考文献

（1）日本補綴歯科学会（編）：リラインとリベースのガイドライン，日補綴会誌，51（1）：2007．
（2）日本補綴歯科学会（編）：歯科補綴学専門用語集 第5版，医歯薬出版，東京，2019．

Q 39 義歯が破折してきました. 修理方法が分かりません.

A それは, 咬み合わせや適合の不良が原因かもしれません. また, 義歯装着が長期間の症例では, 破折要因は複合的となります. 義歯設計の適正性と咬合関係や適合について検査し, 適切に義歯修理を行いましょう.

❶ 臨床のポイント

　義歯破折の多くは, 咬み合わせの力 (機能力) に対する義歯の強度不足や義歯床の不適合による動揺が原因で生じます. 適切な義歯設計により, 義歯に充分な強度を確保することが重要です. しかしながら, 長期使用義歯では, 適切な義歯設計であっても顎堤吸収など口腔内環境の変化や義歯材料の経年劣化により, 義歯破折の頻度は高くなります.

　1) 義歯床の破折：義歯破折で最も高頻度です. 長期使用義歯の床破折は咬み合せが原因のことが多いため, 咬合関係を含めた修正が必要となります. 特に, 臼歯部人工歯の過度の咬耗 (アンチモンソンカーブ) により, 義歯床の正中破折が生じた場合は, 破折修理と併せて咬合面再形成を行うことで再破折の防止を図ります.

　2) 人工歯や支台装置の破折 (脱離)：破折 (脱離) の原因を探り, 再発の防止を図ることが重要です. 咬み合せや強度不足 (不適切な設計) が原因であることが多く, 応急修理だけでは長期的に良好な予後が得難いため, 咬合関係の修正や強度の確保が必要となります. 支台装置を再製作し, 直接間接法により修理する場合は, 再破折 (再脱離) が生じないように支台歯形態の再修正と支台装置の製作設計に留意します.

　3) 金属床義歯 (フレームワーク) の破折：金属床義歯のフレームワークの破折は, 構造欠陥や顎堤吸収など口腔内環境の経時的な変化が原因となり生じます. 設計と構造上の問題がない義歯であれば, 適切な時期にリラインによる再適合を図ることで, 破折の防止が図れます. また, 現在はレーザー溶接によりフレームワークを補強修理することも可能です.

　4) ノンメタルクラスプデンチャー (レジンクラスプ部) の破折：レジンクラスプ部は義歯の着脱時にたわみ, 応力集中するため破折の頻度が高くなります. 破折したレジンクラスプ部は, アクリルレジンと化学的に接着 (ポリアミド系は除く) するため, チェアーサイドでの応急修理も可能です. しかし, 破折部を接合修理することが困難なことから, レジンクラスプ部 (鉤脚含む) を再製作し, 直接間接法で修理することで再破折の防止を図ります.

❷ 概略的なことについての説明

　1) 義歯床破折の原因と防止対策

　　(1) 義歯床粘膜面の不適合 (経年的な顎堤吸収など)：適切な時期のリライン

　　(2) 咬合関係の不良 (咬耗など)：咬合面再形成, 臼歯部人工歯の置換

　　(3) 強度不足 (床用材料の劣化, 不適切な設計など)：リベース, 適切な設計, デンチャースペースの確保

　　(4) 偶発的な事故 (義歯清掃中の落下など)：患者指導, 環境要因の整備

2）人工歯の破折や脱離の原因と防止対策

(1) 咬合関係の不良（咬耗など）：咬合調整，咬合面再形成，臼歯部人工歯の置換

(2) 義歯床との連結強度の不足：適切な接着処理，適切な設計

(3) 偶発的事故（義歯清掃中の落下など）：患者指導，環境要因の整備

3）支台装置の破折や脱離の原因と防止対策

(1) 義歯の動揺による応力集中：リライン，咬合調整，咬合面再形成

(2) 強度不足（支台装置材料の劣化，不適切な設計）：支台歯形態の修正，適切な設計，支台装置の再製作

③ 義歯破折修理の実際

1）義歯床破折の修理（筆積み法による応急修理）

(1) 破折部位の仮固定：①破折面が容易に復元できる場合は，口腔外で瞬間接着剤（シアノアクリレート系）を用いて仮固定します（**図1-①**）. ②破折面が容易に復元できない場合は，口腔内に破折片を戻して位置関係を確認のうえ，直接口腔内で常温重合レジンにより仮固定します．

(2) 修理時のズレを防ぐため，シリコーンゴム印象材のヘビーボディタイプ（または石膏）を義歯床粘膜面に充填（注入）し，簡易模型を製作します（**図1-②**）.

(3) ラウンドバーなどを用い破折線に沿って，充填（注入）したシリコーンゴム印象材（または石膏）が露出するまで義歯床を少量削除します（**図1-③**）.

(4) 接着を確実にするため，接着性プライマーを修理部に塗布します．その後，レジンを筆積み法で築盛（添加）します．重合収縮による変形を防止するため，少量ずつ築盛（添加）します（**図1-④**）.

(5) 加圧重合器などにより重合完了後，口腔内にて適合を確認のうえ，通法に従って形態修正，研磨を行います．また，咬合関係の修正が必要な場合には，併せて咬合調整や咬合面再形成を行います．

2）人工歯脱離の修理（人工歯の交換）

(1) 咬合関係を確認し，人工歯を選択します（**図2-①**）.

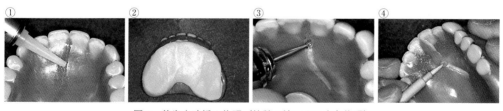

図1　義歯床破折の修理（筆積み法による応急修理）

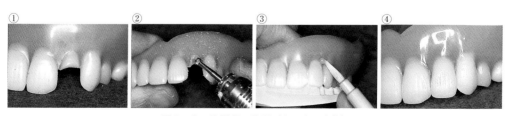

図2　人工歯脱離の修理（人工歯の交換）

（2）ラウンドバーを用いて人工歯排列スペースを確保します（図2-②）.

（3）人工歯基底面に保持孔を付与し，義歯床と人工歯の接着界面に接着性プライマーを塗布します.

（4）人工歯排列後，レジンを筆積み法で築盛（添加）します.重合収縮による変形を防止するため，少量ずつ築盛（添加）します（図2-③）.

（5）加圧重合器などにより重合完了後，口腔内にて咬合関係を確認のうえ，通法に従って形態修正，研磨を行います（図2-④）.

④ 要参照の分野：レジン床の補強線について

レジン床義歯では，金属床義歯のフレームワークの強度は期待できません.そのため，レジン内部に補強線を埋入することで，破折防止と剛性の向上を図ります.補強線をクラスプやレストなどの支台装置と一体化し，人工歯直下の顎堤頂付近まで延長して埋入することにより，レジン床の破折防止が期待できます[1].

（西山雄一郎）

治療中

有床義歯

■文献
1）五十嵐順正，若林則幸（編）：設計原則からトラブル対応までの臨床ガイド パーシャルデンチャーを得意になろう！，ヒョーロン・パブリッシャーズ，東京，2013.

■参考文献
（1）日本補綴歯科学会（編）：有床義歯補綴診療のガイドライン（2009年改訂版），2009.

急性炎症で痛がっている患者さんに抗菌薬を投与しました. いつ楽になりますか.

 抗菌薬が効力を発揮して患者さんの自覚症状が改善するまでの期間はおおむね3日を目安にしましょう. それ以内の期間で疼痛が改善しないからといって薬剤の変更は避けましょう.

🅛 臨床のポイント

　歯性感染症の病巣である顎骨は抗菌薬の組織移行率が低いために, 感染根管治療や切開排膿などの局所処置を併用することが極めて重要です. 外科的処置(感染根管治療を含む)をすることなく抗菌薬投与のみで対応する症例は極めて限られるでしょう. 特に重篤な感染症では嫌気性菌の関与が鍵となっています. 切開排膿などの消炎処置を行い, 酸素と触れさせることにより嫌気的な環境を改善することが極めて重要です. 歯性感染症に対する抗菌薬効果判定の目安は3日とし, 増悪の際は, 外科的消炎処置の追加, 他剤への変更を考慮すべきであり, 高次医療機関に紹介する必要があります.

🅛 チェックすべきポイント

　歯性感染症は**表1**の4群にわけて考える必要があります.

　一般の歯科診療所で対応可能なのは1群の歯周組織炎と2群の歯冠周囲炎までと考えましょう. 3群以上に移行している症例においてはすぐに高次医療機関に紹介すべきでしょう.

🅛 具体的な抗菌薬の選択について

　主要原因菌である口腔連鎖球菌および嫌気性菌に強い抗菌力をもつ抗菌薬を選択する必要があります. 炎症の重篤化に伴い偏性嫌気性菌の関与する割合が高くなるために, それらの

表1　歯性感染症の臨床分類

1群〔歯周組織炎〕	歯髄感染から起こる根尖性歯周組織炎と辺縁性歯周組織炎(歯槽膿漏)がある. これらが原因となり, 歯肉膿瘍, 歯槽膿瘍, 口蓋膿瘍などを形成する.
2群〔歯冠周囲炎〕	主に埋伏智歯が原因である. 埋伏智歯の歯冠周囲に, 発赤, 腫脹, 排膿が認められる. 膿瘍が形成されることは少ない. 歯冠周囲炎が原因で顎炎, 蜂巣炎に炎症が進展することがある. 炎症が顎骨周囲の隙に波及すると開口障害, 嚥下痛が認められる.
3群〔顎炎〕	1群の歯周組織炎, 2群の歯冠周囲炎から波及する骨炎および骨髄炎が含まれる. 1群および2群に比べて重症で, 骨膜下のドレナージおよび注射用抗菌薬を使用する症例が多い. 骨髄炎は, 急性, 慢性, 硬化性があり, 下顎骨に多く発症する.
4群〔顎骨周囲の蜂巣炎〕	1群〜3群から炎症が波及する. 舌下隙, 顎下隙, オトガイ下隙, 翼突下顎隙, 側咽頭隙, 咽頭隙などの隙感染症を含む. 隙のドレナージが重要である. 注射用抗菌薬を使用する症例が多い.

表2　主な第3世代セファロスポリン抗菌薬と経口吸収率

一般名	主な商品名	経口吸収率
セフジトレン ピボキシル	メイアクト MS	16%
セフジニル	セフゾン	25%
セフポドキシム プロキセチル	バナン	46%
セフィキシム	セフスパン	50%

（文献1）より引用）

菌はペニシリン・セフェム系抗菌薬の主要構造であるβ-ラクタム構造を破壊するβ-ラクタマーゼを産生するようになります．重症の歯性感染症ではβ-ラクタマーゼ阻害薬配合抗菌薬を選択する必要があります．感染症治療ガイドラインで推奨されている抗菌薬の処方を以下に示します．

1) 1群または2群（軽症から中等症例）

・アモキシシリン（サワシリン®）1回250 mgを1日3〜4回服用

ペニシリンアレルギーがある場合は，

・クリンダマイシン（ダラシン®）1回150 mgを6時間毎に服用

・アジスロマイシン（ジスロマック®）1回500 mgを1日1回3日間服用

・クラリスロマイシン（クラリス®）1回200 mgを1日2回服用

2) 3群または4群（重症例）

・スルタミシリン（ユナシン®）1回375 mgを1日2〜3回服用

・アモキシシリン／クラブラン酸（オーグメンチン配合錠®）1回250 mgを1日4回服用

ペニシリンアレルギーのある場合は，

・クリンダマイシン（ダラシン®）1回150 mgを6時間毎に服用

・シタフロキサン（グレースビット®）1回100 mgを1日2回服用

❹ 使用すべきでない抗菌薬

経口第三世代セファロスポリン抗菌薬（表2）は体内への吸収率（バイオアベイラビリティー，生物学的利用能）が低く，有効な血中濃度に達しないために耐性菌を産生するだけであり，処方すべきではありません．もし，過去にこれらの抗菌薬を処方して治癒した経験があるならば，処方せずとも治癒したでしょう．もちろん，感染予防としても処方すべきではありません．

（澁井武夫）

■文献
1）日本語版サンフォード感染症治療ガイド—アップデート版：https://lsp-sanford.jp/sguide/aaindex2.php

■参考文献
(1) 日本感染症学会, 日本化学療法学会 JAID/JSC 感染症治療ガイド・ガイドライン作成委員会 歯性感染症ワーキンググループ　金子明寛, 青木隆幸, 池田文昭, 川辺良一, 佐藤田鶴子, 津村直幹：JAID/JSC 感染症治療ガイドライン 2016—歯性感染症—, Jpn. J. Chemother., 64：641-646, 2016.

口腔外科

治療中

Q 残根の抜歯で挺子（ヘーベル）を挿入できる場所がありません.

A 挺子（ヘーベル）が挿入できない限り抜歯はできません. 無理な力を入れれば挺子（ヘーベル）が滑脱し事故を引き起こしかねません. Flap を形成し歯根膜腔を拡大させるように歯根周囲の骨を削去し挺子（ヘーベル）を挿入する座を作りましょう.

❶ 残根抜歯のポイント

　挺子（ヘーベル）が挿入できないときは, 挺子（ヘーベル）が挿入できる場所「座」をつくる必要があります. 挺子（ヘーベル）は歯根膜腔に挿入するものです. 炎症を起こしている歯であれば周囲骨の吸収が起きているために歯根膜腔が拡大しており容易に挿入できます. しかし高齢者の歯頸部で破折した残根では歯根膜腔が不明瞭となっており挺子（ヘーベル）の挿入が困難なことが多いです. そのような時にはFlapを形成して周囲骨を削去して座を作ります.

❷ 挺子（ヘーベル）挿入までのフローチャート

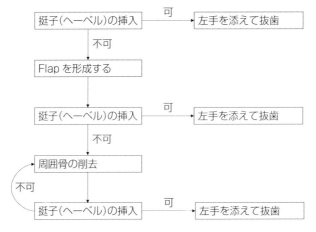

❸ 具体的な手順について

　(1) エックス線写真の確認：特に歯根膜腔の有無をチェックします（**図1**）.

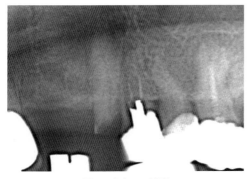

図1　左上3　残根

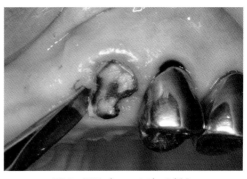

図2　挺子（ヘーベル）の挿入

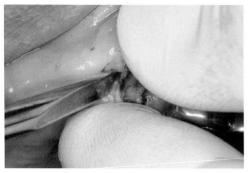

図3 必ず左手で把持する

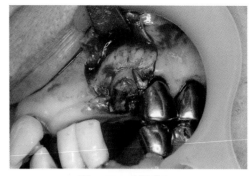

図4 Flapを形成する

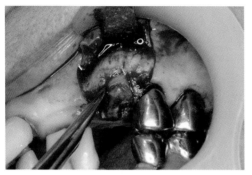

図5 挺子（ヘーベル）の挿入

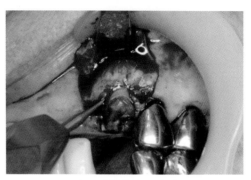

図6 歯根周囲骨の削去

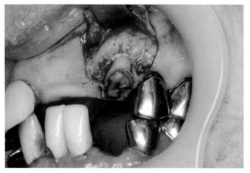

図7 削去終了後

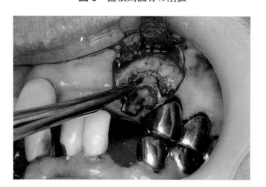

図8 挺子（ヘーベル）が挿入可能となった

　(2) 挺子（ヘーベル）の挿入：力を入れずに「座」の有無を確認します（**図2**）.

　(3) 座が確認できれば, 左手で①歯槽骨②隣在歯の両方を把持して抜歯します（**図3**）.

　(4) 座が確認できない時にはFlapを形成します（**図4**）.

　(5) 再び挺子（ヘーベル）を挿入してみます：骨面を直接目視すれば挿入できることもあります（**図5**）.

　(6) 挿入困難であれば, 歯根周囲骨を削去します. この際は歯根膜腔を拡大させるかのようにフェザータッチで骨を削去し歯根を削去しないようにするのがコツです（**図6**）.

　(7) 周囲骨削去終了（**図7**）

　(8) 挺子（ヘーベル）挿入可能（**図8**）となれば左手を添えて抜歯します. 座がしっかりと確保されていても動揺が生じない時には周囲骨削去を拡大させ抜歯します.

（澁井武夫）

抜歯後の消毒をしました．この状態は正常ですか．

 正常か否かは抜去した患歯の状態によって異なります．異常というのは合併症を生じている状態となりますので，起こりうる合併症の有無を一つずつチェックしましょう．

① 臨床のポイント

抜歯は観血手術であり，術後の評価は必須です．前歯の残痕を抜歯した後と，深い埋伏智歯を抜去した後では術後の状態はまるで違います．**抜歯時に想定した範囲内であれば経過は正常，想定外であれば異常といえるでしょう．**大きく腫れたとしても埋伏智歯を抜去する際に「骨の削去量が多かったので想定内です．経過そのものは順調なので心配ありません．」と患者さんに説明することも経過観察時の重要な医療行為です．

② チェックすべきポイント

- ・出血の有無　　・腫脹の度合い　　・疼痛の度合い　　・感染の有無
- ・内出血斑の有無，程度　　・鼻症状（上顎臼歯の場合）
- ・オトガイ神経の知覚（下顎臼歯の場合）　　・舌神経の知覚（主に埋伏智歯の場合）
- ・皮下気腫の有無（Flapを形成した場合）

これらの事項は術後に確認すべき事項であるとともに，抜歯後に生じ得る事項として術前に説明しておく必要があります．

③ 具体的なポイントについて

1) 出血の有無：抜歯当日は多少の出血は多々あるが，翌日まで出血が持続していることは異常です．出血の原因を考えて対応する必要があります．抗血栓薬（抗凝固薬，抗血小板薬）服用患者では再縫合処置が必要となることもあり得ます．また，抜歯を契機に血液疾患が判明することもあるので注意が必要です．

2) 腫脹の度合い：普通抜歯であれば，あまり腫脹することはありませんが，下顎埋伏智歯で骨を大きく削去した症例では大きく腫脹することも十分想定できます．腫脹のピークは術後2〜3日でありその後は漸減するのが普通です．術後4〜5日以降で腫脹が増大してきた時には感染を疑うべきです．

3) 疼痛の度合い：通常は抜歯当日から翌日が疼痛のピークです．その後は漸減するのが普通です．術後2〜3日では疼痛が自制内であったのに，4〜5日して増大してきた時にはドライソケットを疑います．

4) 感染の有無：抜歯翌日に手術部位感染（SSI：Surgical Site Infection）が成立してくることは，まずありません．米国CDCではSSIは術後30日以内に生じた感染と定義されていますが多くは術後3日目以降10日以内に生じてきます．自覚症状としては疼痛消失の遷延または憎悪，局所腫脹，排膿（苦い味がする，膿が出てくると訴える患者さんが多いです）が生

じます. 抗菌薬の投与も必要となることが多いですが, 感染は原因菌よりも感染源が存在していることが重要な因子です. なんらかの汚染物質の存在, 腐骨, 縫合糸の残存などが原因のため, まずは創部の確認と生理食塩水での十分な洗浄が重要です.

5) 内出血斑の有無, 程度：侵襲の大きな抜歯をした後に内出血斑 (いわゆる「青アザ」, **図1**) が生じることがあります. これは抜歯という侵襲により内出血が生じ, ヘモグロビンが分解・吸収されていく過程で生じるものであります. 赤い内出血斑が青黒くなり, 最後は黄色く変化して消失します. これはヘモグロビンが赤いヘム→青緑色のビリベルジン→黄色のビリルビンと代謝されていくからです. 内出血斑は侵襲度合いに応じて反応的に生じる生体の正常な反応であり, 治癒過程の異常ではないので心配する必要はありません.

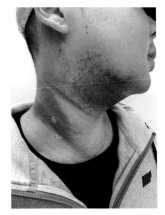

図1　内出血斑

6) 鼻症状：上顎臼歯部の抜歯後に鼻症状を生じることがあり得ます. 上顎臼歯の上方には上顎洞があるために抜歯窩と上顎洞が交通すると, 鼻出血や鼻への息漏れ (鼻口腔瘻, 口腔上顎洞瘻) が生じます. 細菌感染が成立すると上顎洞炎を引き起こしてしまうこともあるために注意が必要です.

7) オトガイ神経, 舌神経の知覚異常：下顎臼歯の抜歯の際にはオトガイ神経を, 下顎埋伏智歯抜去の際には舌神経をも損傷してしまうリスクがあります. 疼痛が軽度である場合には, 麻痺が生じていても患者は疼痛の一種だと誤認して抜歯直後には訴えないこともあるので, そのリスクが大である時には術者から, しっかりと麻痺の有無について確認することが重要です.

8) 皮下気腫の有無：Flapを形成してエアタービンを使用した場合, 皮下気腫が生じるリスクがあります. 通常は顎骨周囲だけですが, 場合によっては眼窩周囲や頸部, 胸部にまで進展してしまう症例もあります. 通常は経過観察しながら治癒を待ちますが, もし皮下気腫を生じてしまった場合には高次医療機関に診察してもらうべきでしょう.

❹ 術後の消毒について

上記のように, 術翌日に創部の状況を確認することは非常に重要ですが, 「消毒」という行為を行うことはいかがでしょうか？患者さんも抜歯をしたら消毒をする, 怪我をしたら消毒, 手術をしたら消毒と, 消毒という行為は常識だと考えています. しかし創傷治癒過程において線維芽細胞が増殖して抜歯窩を閉鎖する際に消毒液という「毒液」を使用し創部を擦過するのはいかがでしょうか？創部の治癒を促進しますか？治癒を阻害するだけです. もし食物残渣等の汚染が気になるのなら生理食塩水で「洗浄」すれば十分です. 患者さんにも「術後の消毒」として予約を取らずに「術後の経過観察」と説明して予約を取ることをお勧めします.

(澁井武夫)

■■■ 執筆者一覧 ■■■

● 編　著

古地　美佳（日本大学歯学部総合歯科学分野）

柵木　寿男（日本歯科大学生命歯学部接着歯科学講座）

天川由美子（天川デンタルオフィス外苑前）

亀山　敦史（松本歯科大学歯科保存学講座）

● 執筆者【五十音順】

阿部　　修（医療法人社団　平和歯科医院）

内川竜太朗（松本歯科大学歯科保存学講座）

紙本　　篤（日本大学歯学部総合歯科学分野）

澤田　則宏（医療法人社団　エスアンドシー　澤田デンタルオフィス）

澁井　武夫（日本歯科大学附属病院口腔外科）

清水雄一郎（Shimizu Dental Clinic）

関　　啓介（日本大学歯学部総合歯科学分野）

竹内　義真（日本大学歯学部総合歯科学分野）

坪田　有史（坪田デンタルクリニック）

中村　昇司（八重洲歯科診療所・日本歯科大学生命歯学部接着歯科学講座）

西山雄一郎（鶴見大学歯学部有床義歯補綴学講座）

羽鳥　弘毅（奥羽大学歯学部歯科補綴学講座）

前野　雅彦（日本歯科大学生命歯学部接着歯科学講座）

桃井　保子（鶴見大学歯学部）

山瀬　　勝（日本歯科大学附属病院総合診療科）

和達　礼子（マンダリンデンタルオフィス）

歯科治療 超入門

2021 年 2 月 15 日　第 1 版・第 1 刷発行

編著　　古地美佳，柵木寿男，天川由美子，亀山敦史
発行　　一般財団法人　口腔保健協会
　　　　〒 170-0003　東京都豊島区駒込 1-43-9
　　　　振替　00130-6-9297　Tel. 03-3947-8301 ㈹
　　　　　　　　　　　　　　 Fax. 03-3947-8073
　　　　http://www.kokuhoken.or.jp

乱丁・落丁の際はお取り替えいたします．　　　　　　　印刷・製本／壮光舎印刷
© Mika Furuichi, et al. 2021. Printed in Japan〔検印廃止〕
　　　ISBN978-4-89605-369-2　C3047